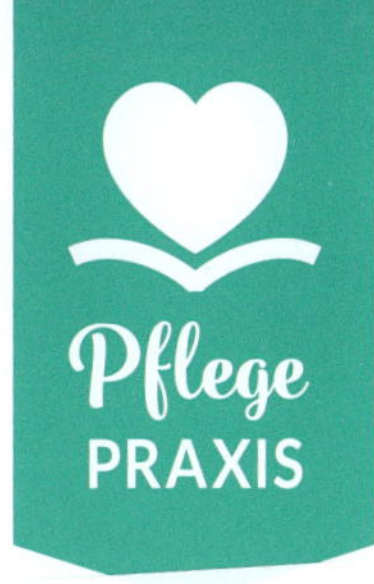

Ursula Kriesten

Kollegiale Fallberatung – Professionelle Pflegekompetenz optimieren

Ein Lehr- und Praxishandbuch

schlütersche

Dr. rer. medic. Ursula Kriesten, MBA, ist Gesundheits- und Pflegewissenschaftlerin, Master of Business Administration, Lehrerin für Gesundheits- und Pflegeberufe und Krankenschwester.
Seit mehr als 30 Jahren ist sie hauptamtlich in der Aus- und Weiterbildung von Pflege- und anderen Gesundheitsberufen in Leitungsfunktion tätig.
Seit 1992 leitet sie die Akademie Gesundheitswirtschaft und Senioren, AGewiS, des Oberbergischen Kreises in Gummersbach, die sie maßgeblich entwickelt und in einem engagierten Team aufgebaut hat.
Sie ist seit zehn Jahren Lehrbeauftragte und Gutachterin an Hochschulen und im Vorstand der Gesundheitsregion Köln-Bonn sowie auch berufs-politisch aktiv.

»Systematisch genutzt, steigert Kollegiale Beratung die Kompetenz und Zufriedenheit der Mitarbeitenden und verbessert die Effektivität und Effizienz der Pflegeunternehmen.«

URSULA KRIESTEN

Bibliografische Information der Deutschen Nationalbibliothek
Die Deutsche Nationalbibliothek verzeichnet diese Publikation in der Deutschen Nationalbibliografie; detaillierte bibliografische Daten sind im Internet über http://dnb.de abrufbar.

ISBN 978-3-8426-0824-5 (Print)
ISBN 978-3-8426-9037-0 (PDF)
ISBN 978-3-8426-9038-7 (EPUB)

Titelbild: Monkey Business - stock.adobe.com
Covergestaltung und Reihenlayout: Lichten, Hamburg
Druck: Gutenberg Beuys Feindruckerei GmbH, Langenhagen

Inhalt

Geleitwort ... 8

Vorwort ... 11

Lese- und Bearbeitungshinweise ... 13

1 Kollegiale (Fall-)Beratung ... 15

1.1 Was ist Kollegiale (Fall-)beratung? ... 15
1.2 Abgrenzung zu anderen Beratungsformen ... 18
1.2.1 Praxisbeispiele: Kollegiale Fallberatung, Supervision oder Fallbesprechung ... 20
1.3 Selbstverständnis der Kollegialen Fallberatung ... 21
1.4 Der individuelle Mehrwert der Kollegialen Fallberatung ... 23
1.5 Ziele und Potenziale der Kollegialen Fallberatung in Teams ... 25
1.6 Voraussetzungen und Rahmenbedingungen ... 27
1.7 Die Führung schafft Rahmenbedingungen ... 29
1.8 Hinderliche Aspekte und Grenzen ... 30
1.9 Transferaufgaben ... 32

2 Entwicklung pflegerischer Handlungskompetenz ... 34

2.1 Kollegiale Fallberatung: sinnvoll für beruflich Pflegende? ... 35
2.2 Beratung in Pflegeausbildung und -studium ... 37
2.3 Vom Wissen zum Können bis hin zur Performanz ... 39
2.4 Atheoretisches Wissen, konjunktive Erfahrungsräume und subjektive Theorien ... 40
2.5 Explizites und implizites Wissen ... 45
2.6 Externe und interne Evidence ... 46
2.7 Von der Eminenz zur Evidence-based Nurse ... 47
2.8 Pflegekompetenz in Stufen ... 50
2.9 Transferaufgaben ... 53

3 Was ist ein Fall? 54

3.1 Geeignete Themen und Fälle 55
3.1.1 Drei Beispiele 56
3.2 Soll ich meinen Fall einbringen? 59
3.3 Ungeeignete Themen und Fälle 60
3.3.1 Drei Beispiele 61
3.4 Tipps zur Vorbereitung des Fallgebers 63
3.5 Transferaufgaben 64

4 Rollen 65

4.1 Fallgeber 66
4.2 Moderator 66
4.3 Berater 68
4.4 Sekretär 68
4.5 Prozessbeobachter 69
4.6 Transferaufgaben 70

5 Phasen und Ablauf 71

5.1 Sechs Phasen und Ablauf 72
5.2 Ablaufschema in neun Phasen 73
5.3 Formulierung der Schlüsselfrage 78
5.4 Feedback-Regeln 79
5.5 Reflexion der Beratung 79
5.6 Transferaufgaben 81

6 Methodenrepertoire 82

6.1 Ein-Minuten-Brainwriting 83
6.1.1 Vorgehen 84
6.2 Basis-Methoden 85
6.3 Methoden für Fortgeschrittene 88
6.4 Transferaufgaben 90

7 Implementierung der Kollegialen Fallberatung 91

7.1 Kompetenz-Selbsteinschätzung zur Kollegialen Fallberatung 93
7.2 Taxonomiestufen in Lehre und Beruf 96

7.3 Checkliste zur Einführung ... 98
7.4 Transferaufgaben ... 99
7.5 Checkliste: So führen Sie Kollegiale Fallberatung in Ihrer Einrichtung ein ... 100

8 Kollegiale Fallberatung in der Unternehmensführung ... 102
8.1 Anforderungen an Führungskräfte und -stile ... 104
8.2 Personal-, Führungskräfte- und Unternehmensentwicklung ... 106
8.2.1 Beispiele Kollegiale Fallberatung für Führungskräfte und Personalentwicklung ... 108
8.3 Transferaufgaben ... 109

9 Zusammenfassung und Anwendungsbeispiele ... 111
9.1 Setting: Stationäre Altenhilfe ... 111
9.2 Setting: Ambulante Langzeitpflege ... 112
9.3 Didaktisch geplante und gesteuerte Fallberatungen ... 113
9.3.1 Setting: Bachelorstudiengang Pflege ... 113
9.3.2 Setting: Pflegeschule ... 114
9.4 Unternehmensentwicklung ... 115
9.4.1 Setting: Wohngruppe für Menschen mit Demenz ... 115
9.4.2 Setting: Führungskräftetraining im Krankenhaus ... 116

Zum guten Schluss ... 117

Literatur ... 120

Register ... 123

Geleitwort

Fast nichts im Leben ist alternativlos. Auch wenn oft das Gegenteil behauptet wird. Selbst wenn zwischen Alternativen eine Entscheidung getroffen wurde, lohnt es sich, die Argumente für die ausgeschlossene Alternative im Gedächtnis und in der Argumentation zu behalten. So bleiben Gesellschaften reaktionsfähig. Das setzt Personen voraus, die nicht einfach bei ihrer Meinung und bei ihren Ressentiments bleiben, sondern statt Meinungen und Positionen Argumente pflegen und immer wieder neue empirisch geprüfte Argumente einbeziehen. Als eine solche Autorin ist Dr. Ursula Kriesten in der Szene bekannt. Deshalb schreibe ich dankbar ein Geleitwort – und deshalb dankte ich ihr in der »Theorie der Pflege und der Therapie« für ihre Argumente. Sie fragte mich vor vielen Jahren, ob man in seiner Dissertation auch zu Folgerungen kommen darf, die den Ansichten des Doktorvaters widersprechen. Wer die Geschichte der Wissenschaften seit den von Platon aufgeschriebenen Dialogen des Sokrates kennt, weiß, dass es auf diese Frage nur eine angemessene Antwort geben kann: »Selbstverständlich ja.«

Diese Haltung hat viel mit der kollegialen Fallberatung zu tun. Die kollegiale Fallberatung beruht auf Voraussetzungen, die bekanntlich nicht nur jedes Universitätsseminar, sondern jede öffentliche Diskussion macht: Die Diskutierenden sind gleichberechtigt. Nicht die »Eminenz«, also der hierarchische Status der Sprechenden zählt, sondern allein das von allen gleichberechtigt zu prüfende Argument.

Im Universitätsseminar ist das seit Jahrhunderten die berühmte »Gemeinschaft der Lernenden und Lehrenden«, die sich völlig gleichberechtigt um die Lösung offener Fragen bemühen. (Zugegeben, manchmal muss man die Professorinnen und Professoren, aber auch die Studierenden daran erinnern, dass sie ihre Existenz diesem Ideal Humboldts – und vorher Melanchthons – verdanken). In der diskutierenden Öffentlichkeit ist es noch offensichtlicher, dass nicht Status, sondern das gleichberechtigt geprüfte bessere Argument zählt. Denn warum sollte jemand sich die Mühe machen, selbst Argumente einzubringen und andere Argumente aufzunehmen, wenn am Ende doch nur die Meinung der statushöheren Eminenzen zählte?

Für die kollegiale Fallberatung ergaben sich mit dem Internet Chancen, von denen wir früher nur träumten. Fast überall, im unwegsamen Urwald wie in der Savanne, können wir übers satellitengestütztes Internet die Erfahrungen anderer, also die »externe Evidence«, abrufen, soweit sie sie im Internet nachprüfbar dokumentierten. Nach der Erfindung des Buchdrucks und der dadurch beförderten Emanzipation von Eminenzen ist das Internet die nächste große Erfindung, die Personen Verantwortung für ihre Entscheidungen abverlangt und ihre Verantwortlichkeit fördert. Weder die Nähe zu Bibliotheken noch der Besitz von Büchern ist dafür unbedingt nötig. Es bedarf »nur« erstens der Fähigkeit, Geschriebenes als vertrauenswürdige »externe Evidence« zu erkennen. Zweitens bedarf es der Fähigkeit, die Besonderheit des Falls zu erforschen, also »interne Evidence« aufzubauen, wenn sich aus den Häufigkeitsaussagen der externen Evidence allein nicht die richtige Entscheidung im konkreten Fall ergibt.

In der »kollegialen Fallberatung« tauschen sich Fachkolleginnen aus. Von ihnen ist zu erwarten, dass sie die externe Evidence der Erfahrungen anderer für den Aufbau interner Evidence in ihrem Fall nutzen können.

Die Regeln, die Ursula Kriesten für die kollegiale Fallberatung formuliert, tragen unverkennbar Spuren von Kurt Levins Center for Group Dynamics, von Organisationsentwicklung, Intervision und Qualitätszirkel-Bewegungen. Durch ihre starke Trennung von Situationen, in denen kollegiale Fallberatung angesagt oder eben nicht angesagt ist, versucht die Autorin die Voraussetzungen kollegialer Fallberatungen klarzustellen und die kollegialen Fachberatungen vor Überforderungen zu schützen. Manchen wird es im Alltag gar nicht so leichtfallen, die Situationen als so sauber getrennte zu erkennen und die Voraussetzungen kollegialer Fachberatung als gegeben zu identifizieren. Manchmal sind Situationen vielschichtiger. Das ist nicht schlimm. Denn Dr. Ursula Kriesten erwähnt für diesen Fall überall in ihrem Buch die flankierenden Möglichkeiten, die dann unterstützend genutzt werden können.

Manchmal lohnt es sich auch, so zu tun, als sei eine Situation ›hierarchiefreier‹ und ›aufgabenorientierter‹, als sie tatsächlich zu Anfang ist. Denn je länger man so tut, als sei sie es, umso mehr wird sie es nicht selten tatsächlich.

So wünsche ich den Nutzerinnen und Nutzern dieses Buches nicht nur viel Erfolg, sondern auch viel Spaß.«

Prof. Dr. phil. (habil.) Johann C. Behrens
Universität Halle-Wittenberg
Institut für Supervision,
Institutionsberatung und Sozialforschung gem. e.V.
Möckernkiez 18
D-10963 Berlin-Kreuzberg

Vorwort

Meine beeindruckendste Erfahrung mit der Kollegialen Fallberatung machte ich während einer Übung mit berufsbegleitend Studierenden. Wie verblüffend wirksam die Kollegiale Fallberatung sein kann, bestätigte eine Studierende nach einer ca. 15-minütigen Beratung durch ihre Kommilitoninnen. Nachdem sie ihren realen beruflichen »Fall« in die Gruppe eingebracht hatte, wurde schnell offensichtlich, dass die Beratenden nicht zwingend notwendig der gleichen Berufsgruppe oder dem gleichen Team angehören müssen. Tatsächlich ist es oft hilfreich, wenn die Beratenden nicht dem gleichen beruflichen »System« angehören oder in den gleichen Fall verwickelt sind.

Die Studentin schilderte ihre komplexe Problemlage, die sie in ihrem beruflichen Umfeld zu lösen hatte. Es ging um eine für sie unlösbar erscheinende Situation: Als Mitarbeitende einer Krankenkasse war sie für die Genehmigung von Hilfsmitteln zuständig. Nun hatten gleichzeitig mehrere pädiatrische Abteilungen aus Kliniken hochwertige Hilfsmittel für die Frühgeborenenabteilungen beantragt. Die Studentin wusste, wie dringend notwendig die Hilfsmittel für die Frühgeborenen und Eltern waren. Sie war verzweifelt und in einem ethischen Dilemma: Wem sollte sie die finanziell budgetierten Hilfsmittel zukommen lassen? In einer strukturierten Beratungsrunde, die die Studierenden während einer von mir moderierten Übung absolvierten, fanden die Kommilitoninnen und Kommilitonen innerhalb von Minuten eine Fülle von lösungsorientierten, praxisnahen und kreativen Lösungsideen. Die Ideen betrafen das Budget, die Hilfsmittel, die Kommunikation, die zeitliche Planung, die Zuteilung und weitere Parameter. Auf diese Ideen war die Studierende selbst nicht gekommen. Sie ging gestärkt und mit konkreten Vorhaben aus der Beratungsrunde und berichtete später, dass sich die Ideen sehr gut umsetzen ließen und gewinnbringend für alle Beteiligten waren.

Definition **Kollegiale Fallberatung**

Kollegiale Fallberatung ist eine Form der Kollegialen Beratung und ermöglicht selbstständiges, selbstbestimmtes und selbsttätiges Lernen und Reflektieren nach durchdachter und strukturierter Konzeption.

Effektive Fallberatungen habe ich in Pflegeteams und in Pflegeschulen häufig erlebt. Auszubildende, Studierende und Beschäftigte in den verschiedenen Aufgabenfeldern der Pflege, aber auch in anderen Sozial- und Gesundheitsberufen, müssen in der Lage sein, anspruchsvolle Entscheidungen zu treffen und komplexe Problemlagen zu lösen.

Um berufliche, professionelle Pflegekompetenz entwickeln und optimieren zu können, braucht es grundlegendes und spezifisches Wissen und Können, aber auch Verantwortungsbewusstsein. Professionalität entwickelt sich nicht von selbst. Professionalität entwickelt sich auch nicht nur durch jahrelange berufliche Erfahrung. Es bedarf auf Seiten der beruflich Pflegenden einer fundierten und reflektierten externen und internen Evidence.

Es lohnt, die Kollegiale Fallberatung systematisch in Ausbildung, Weiterbildung, Studium und während der beruflichen Tätigkeit zu erlernen. Systematisch genutzt, steigert diese Form der Beratung die Kompetenz und Zufriedenheit der Mitarbeitenden und das professionelle (Verantwortungs-) Bewusstsein von Pflegenden. Kollegiale Fallberatung kann dazu beitragen, Effektivität und Effizienz von Pflegeunternehmen zu steigern. Kollegiale Fallberatung wird zunehmend häufiger in der Unternehmensentwicklung genutzt und als strategisch wirksames Instrument wahrgenommen.

Ich wünsche Ihnen kreative fallberatende Momente!

Wiehl, im Dezember 2019 Ursula Kriesten

Lese- und Bearbeitungshinweise

Dieses Buch behandelt alle wichtigen Bausteine der Kollegialen Fallberatung. Es kann in den verschiedenen Aus-, Fort- und Weiterbildungen, in Studiengängen, sowie allen Arbeitsfeldern der Pflege genutzt werden. Ich beschreibe außerdem, wie Kollegiale Fallberatung als Methode zur Entwicklung beruflicher Pflegekompetenz genutzt und eingesetzt werden kann.

Von den theoretischen Grundlagen bis hin zur Anwendung und Implementierung stelle ich Ihnen Inhalte und Methoden der Kollegialen Fallberatung vor und ergänze sie durch Transferaufgaben sowie Praxis- und Anwendungsbeispiele. Insofern können Sie dieses Buch auch als Lehr- und Praxishandbuch nutzen.

Zur Kapitelstruktur:

- Im ersten Kapitel werden die Grundlagen der Kollegialen Fallberatung dargestellt.
- Kapitel zwei zeigt, wie Pflegende berufliche Handlungskompetenz erwerben. Es wird der Frage nachgegangen, ob sich die Kollegiale Fallberatung als hilfreiche und unterstützende Methode eignet.
- Kapitel drei erörtert, welche Problemlagen bzw. welche Fälle sich zur Kollegialen Fallberatung eignen.
- Kapitel vier und fünf beschreiben die notwendigen Rollen, die übernommen werden müssen, und die Phasen der Kollegialen Fallberatung.
- Kapitel sechs zeigt verschiedene Methoden, die sich der Fallgeber für den Beratungsprozess wünschen kann.
- Kapitel sieben gibt Tipps, wie Kollegiale Fallberatung in Unternehmen implementiert werden kann.
- Kapitel acht stellt Beispiele vor, in denen sich die Kollegiale Fallberatung auch als praktikable Methode für die Unternehmensführung eignet.
- Kapitel neun fasst die Wirkweisen und Anwendungsgebiete der Kollegialen Fallberatung zusammen und führt Anwendungsbeispiele auf.

Info

Die verschiedenen Bezeichnungen, die Menschen mit Pflegebedarf je nach Setting und Rolle erhalten, wie z. B. Patient, Bewohner, Tagesgast, Kunde etc., werden hier im Buch nicht genutzt. Ich nenne einen Menschen mit Pflegebedarf hier stets »Klient«.

1 Kollegiale (Fall-)Beratung

Soll ich mich von Kolleginnen und Kollegen beraten lassen?

Info

Ziele des Kapitels:

1. Sie können die Methode der Kollegialen Fallberatung beschreiben.
2. Sie können die Voraussetzungen für die Durchführung einer Kollegialen Fallberatung aufzeigen.
3. Sie können den Unterschied zwischen einer Kollegialen Fallberatung und einer Fallbesprechung erklären.
4. Sie können die notwendigen Rahmenbedingungen sowie den Ablauf einer Kollegialen Fallberatung beschreiben.
5. Sie können die Methode der Kollegialen Fallberatung auf konkrete Anwendungsfelder übertragen.

1.1 Was ist Kollegiale (Fall-)beratung?

Stellen Sie sich vor, Sie arbeiten im Team und wissen nicht, wie sie ein Problem lösen sollen oder Sie sind sich nicht sicher, ob Sie in einer Situation richtig gehandelt haben. Gleichzeitig haben Sie das Gefühl, dass Ihre Kolleginnen und Kollegen die Lösung genau dieses Problems bereits beherrschen. Wie wäre es, wenn Sie sie jetzt einfach fragen könnten?

Definition **Kollegiale (Fall-)beratung**

Kollegiale Fallberatung ist eine strukturierte Form der Kollegialen Beratung. Kollegiale Beratung ist eine wirksame, niederschwellige Beratungsform in Gruppen, bei der sich die Teilnehmenden freiwillig und wechselseitig zu schwierigen Fällen ihres beruflichen Alltags beraten, um gemeinsam Lösungen für problematische Situationen mit Patienten, Klienten, Mitarbeitern oder Kunden zu entwerfen. Werden bei dieser Beratung Fälle eingebracht, so spricht man von Kollegialer Fallberatung. (Im Folgenden wird von der Kollegialen Fallberatung gesprochen).

Mit **Fällen** sind Handlungssituationen gemeint, bei denen beruflich Pflegende agieren. Hinweis: Mit der Kollegialen Fallberatung ist nicht die Fallbesprechung gemeint, bei denen Pflegende einzelne Klienten als »Fall« in Biografie und Pflegeintervention besprechen (▸ Kap. 1.2).

Nach dem Prinzip der Reflexion der beruflichen Tätigkeit ermöglicht und bewirkt Kollegiale Fallberatung selbstständiges, selbstbestimmtes und selbsttätiges Lernen ohne hierarchische Steuerung. Der wesentliche Effekt der Kollegialen Fallberatung ist zudem die gezielte Selbstreflexion des beruflichen Handelns nach einer festgelegten Struktur. Das berufliche Handeln, sprich: das Verhalten der Pflegenden, steht im Mittelpunkt der Kollegialen Fallberatung. Die Teilnehmenden erfahren selbstwirksames Lernen. Diese Selbstwirksamkeit ergibt sich durch die Selbststeuerung der Themen, Probleme und Fälle, sowie das Verhalten derer, die Fälle in eine Beratungsrunde einbringen. Abbildung 1 zeigt, in welchen Facetten selbstwirksames Lernen durch Kollegiale Fallberatung möglich wird.

Teilnehmende an der Kollegialen Fallberatung lernen und reflektieren

- selbstständig, weil die Gruppe, also das Kollegium, synergetisch seine Fachexpertise nutzt, ohne externen Berater,
- selbstbestimmt, weil der Fallgeber immer selbst entscheidet, ob und welche Beratungsvorschläge er nutzt,

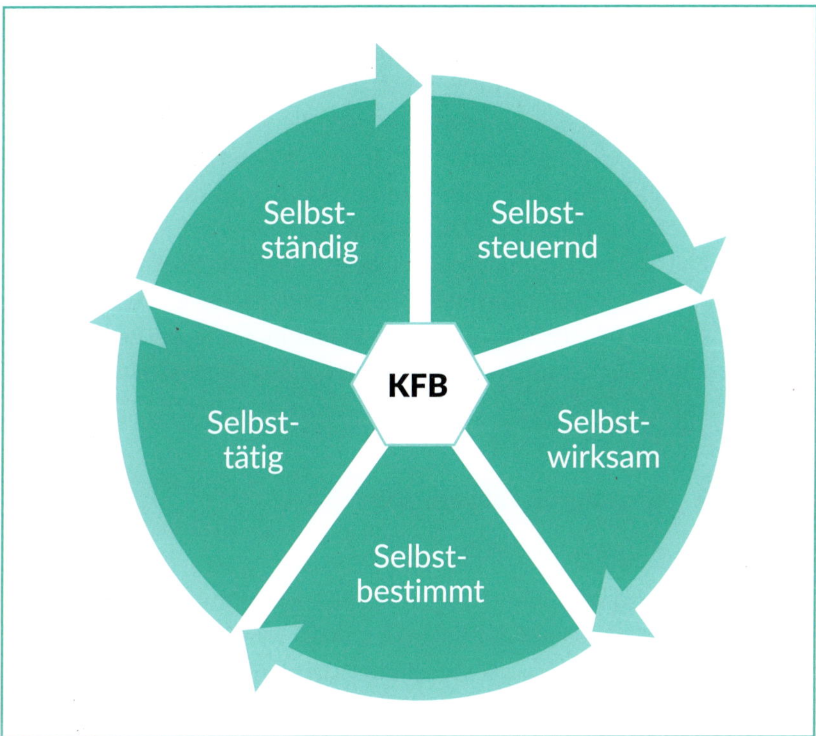

Abb. 1: Selbstwirksames Lernen und Reflektieren mit Kollegialer Fallberatung.

- selbsttätig, weil die Gruppe der kollegial Beratenden frei entscheidet, wann und ob sie tätig wird, ohne Zutun der Vorgesetzten. Bei der Kollegialen Fallberatung werden immer Lösungen auf fachliche Fragen gesucht. Dies erfolgt nach einem strukturierten Vorgehen und systematischen Finden von Lösungsvorschlägen,
- selbststeuernd, da der Fallgeber immer entscheidet, welchen Fall bzw. welche Situation er einbringt und welche Beratungsaspekte er selbst für sich nutzt,
- selbstwirksam, da die Wirkung der Beratung immer auf den Fallgeber und die Teilnehmenden wirkt.

Im Gegensatz zum fremdbestimmten Lernen kann die Selbstbestimmung als zunehmend konstruktiv, autonom und mehrwertgenerierend erlebt werden. Man entscheidet selbst über eigene Ziele, Ressourceneinsatz und die eigene Lernhaltung. Fallgeber entscheiden selbst über die zu reflektierenden Themen und das Maß der Intensität. Sich selbstwirksam und proaktiv zu erleben, fördert das Selbstbewusstsein, die Motivation zur Lösungsfindung und die Leistungsbereitschaft. Innere Widerstände können durch die Methode der Kollegialen Fallberatung erkannt und reflektiert werden. Rückmeldungen zu Stärken und Schwächen optimieren die eigene Analysefähigkeit. Zudem erleben Teilnehmende in Kollegialen Fallberatungen, dass die Gruppe und die Kolleginnen und Kollegen wertschätzend und unterstützend wirken. Das selbstwirksame Lernen in kommunikativen Beziehungen ist insbesondere für beruflich Pflegende von höchster Wirksamkeit und Bedeutung.

Fazit **Beratung vs. Fallberatung**

Werden bei der Kollegialen Beratung Fälle eingebracht, so spricht man von Kollegialer Fallberatung. Kollegiale Fallberatung fokussiert das Verhalten der beruflich Pflegenden in der Interaktion. Kollegiale Fallberatung fördert das selbstbestimmte Lernen und Reflektieren.

1.2 Abgrenzung zu anderen Beratungsformen

Anders als bei der Supervision, dem Coaching oder der Balint-Gruppe, wo ein spezifisch ausgebildeter Berater die Aufgabe der Beratung übernimmt, sieht die Kollegiale Fallberatung das Handeln ohne externen Berater vor. Die Kollegiale Fallberatung findet im Kollegium in Gruppen von sechs bis neun Mitgliedern im regelmäßigen Abstand statt. Kollegiale Fallberatung ist somit semiprofessionell.

Die Kollegiale Fallberatung ist nicht mit der Fallbesprechung zu verwechseln, bei der im professionellen Team eine komplexe Pflegesituation, häufig ausgehend von der Biografie eines Klienten, dargestellt, analysiert und besprochen wird. Bei einer Fallbesprechung werden die pflegerischen Interventionen und die Gesamtsituation rund um den Klienten mit Pflegebedarf besprochen. Fallbesprechungen finden häufig mit dem Ziel der innerbetrieblichen pflegerischen Fortbildung statt und zur Verbesserung der Versorgungsqualität. Typische Fallbesprechungen werden auch häufig unter ethischen Aspekten als »Ethische Fallbesprechung« durchgeführt.

Fazit **Kollegiale Fallberatung ergänzt eine professionelle Beratung**

Während in der Fallbesprechung die Situationen und Problemlagen der Klienten besprochen werden, geht es in der Kollegialen Fallberatung um das Handeln des beruflich Tätigen. Kollegiale Fallberatung kann professionelle Beratung nicht ersetzen, wohl aber gut ergänzen.

Die Kollegiale Fallberatung ist eine Form der Kollegialen Beratung von Gleichgestellten, wobei die Beratenden nicht unbedingt direkt mit dem eingebrachten Fall zu tun haben müssen. Wichtig: Die Gruppenmitglieder kennen und vertrauen einander. Inhalte der Kollegialen Fallberatung sind »Fälle« – also Fragen zum beruflichen Umgang mit spezifischen Klienten und Patienten. Hierbei stehen das Verhalten und die Entscheidungen des Pflegenden im zentralen Fokus.

1.2.1 Praxisbeispiele: Kollegiale Fallberatung, Supervision oder Fallbesprechung

Fragen

- Bei welchen Ihnen bekannten Anlässen eignet sich externe Beratung besser als Kollegiale Fallberatung?
- Bei welchen Fragen würde sich hingegen Kollegiale Fallberatung besser eignen?

Externe Beratung, wie Coaching, eignet sich zum Beispiel eher zur individuellen Karriereberatung und Supervision zur Klärung von Konflikten oder Problemen innerhalb eines Teams oder einer Abteilung. Kollegiale Fallberatung hingegen eignet sich besser zur Lösung eines konkreten Praxisproblems.

Drei Beispiele:

1. Während der monatlichen **Fallbesprechung** in einer neurologischen Abteilung eines Krankenhauses werden einzelne Patienten mit komplexen Pflegebedarfen besprochen. Heute ist die Patientin Martina Schneider Thema, die eine globale Aphasie nach einem hämorrhagischen Insult entwickelt hat. Ziel der Besprechung ist die Abstimmung aller erforderlichen Pflegeinterventionen und der spezielle Umgang mit Verlust des Sprachverständnisses von Frau Schneider.
2. Es rumort seit langen im Team des ambulanten Pflegedienstes »Zur Hilfe«. Das Klima scheint vergiftet. Immer häufiger sind Mitarbeitende nicht mehr bereit, die Touren ihrer Kollegen zu übernehmen. Die stellvertretende Leiterin Ruth spricht mit der Leitung: »Wir werden unseren Mitarbeitenden **Supervision** anbieten. Wir müssen klären, was im Team los ist. Wir beginnen mit den Mitarbeitenden, die freiwillig daran teilnehmen.«

3. Im Team der Lehrenden in der Pflegeschule treffen sich monatlich sechs bis acht Mitarbeitende zur **Kollegialen Fallberatung**. Hinzu kommen wechselnd auch weitere Kollegen. Behandelte Themen bislang:
   - »Ich bin unsicher bei den inhaltlichen Absprachen mit meinem ärztlichen Kollegen, der Notfallmedizin unterrichtet. Es kommt nie zu guten inhaltlichen Absprachen im Vorfeld des Unterrichts. Wie soll ich mich verhalten?«
   - »Ich habe Probleme, wie ich didaktisch vorgehen soll, wenn ich kompetenzorientiert mündlich prüfen soll. Es fehlt mir an Ideen.«
   - »Bei den Absprachen mit einem ausbildenden Kooperationspartner kommt es immer wieder zu Missverständnissen. Wie soll ich mich richtig verhalten?«

1.3 Selbstverständnis der Kollegialen Fallberatung

Die Kollegiale Fallberatung folgt dem Prinzip eines **personenorientierten Beratungsansatzes**. Typisch sind hierbei der Gruppenmodus, die eingebrachten Praxisfälle und das standardisierte Ablaufschema. Auch die Moderation findet wechselseitig statt, ohne festen Leiter. Bei regelmäßigen und gut geplanten Kollegialen Fallberatungen nimmt das Reflexionsniveau der Teilnehmenden zu. Die Reflexion des eigenen Handelns und die Perspektivenerweiterung verschafft den beruflich Pflegenden Sicherheit und ermöglicht zunehmende Kompetenz im Handeln.

Definition **Beratung**

Beratung ist grundsätzlich ein Interaktionsprozess zwischen jemandem, der Hilfe sucht und sich beraten lassen will, und jemandem, der beraten soll und dazu ausgebildet und fähig ist. Gegenstand der Beratung ist ein Problem oder eine Aufgabe, die mit Hilfe des Beratungsprozesses gelöst oder vorangebracht werden soll.

Viele Berufsgruppen, wie Pädagogen, Sozialarbeiter oder Mitarbeitende in Krankenkassen nutzen die Kollegiale Beratung bereits. Beruflich Pflegende können diese Methode ebenso wirksam für sich nutzen. Sie werden von ihren anvertrauten Menschen mit Pflegebedarf nahezu täglich zur Beratung und Problemlösung aufgefordert. In der bedeutsamen Orientierung am jeweils einzigartigen Klienten sind Pflegende der Selbstbestimmung ihrer anvertrauten Klienten verpflichtet. Bei beruflich Pflegenden ist die vorrangige Aufgabe von Beratung nicht, ausschließlich aus einer Expertenperspektive »einen Rat zu geben«, sondern im gemeinsamen Kommunikationsprozess mit dem einzigartigen Klienten im besten Falle eine gemeinsame Entscheidung, im Sinne des Klienten, zu treffen. Das »Sich-zerissen-Fühlen« zwischen Theorie und Praxis und zwischen »Zeit suchen, aber nicht finden« bewirkt bei Pflegenden häufig ein Dilemma, erschwert den Beratungsprozess sowie die Auswahl pflegerischer Interventionen und erfordert von beruflich Pflegenden eine hohe Beratungs- und Handlungskompetenz.

Frage

Beruflich Pflegende sind dem Willen ihrer Klienten verpflichtet. Welche Dilemmata ergeben sich für Pflegende aus dieser Verpflichtung heraus häufig im beruflichen Alltag?

Anders als bei autonomen und selbstständigen Menschen, die externe Beratung einholen und danach entscheiden, ob sie den vorgeschlagenen Beratungsinhalt annehmen oder ablehnen, sind Menschen mit Pflegebedarf häufig nicht mehr selbstständig, sondern auf die Entscheidung und das Handeln ihrer Pflegenden angewiesen. Im besten Falle können sie noch selbstbestimmtes Handeln veranlassen und auf die Pflegenden übertragen. Bei medizinischen Interventionen, wie etwa einer Operation oder Therapie, stimmt der Klient zumeist einmal bewusst zu. Bei pflegerischen Interventionen, die täglich wiederholend praktiziert werden, verläuft dieser Zustimmungsprozess in aller Regel weniger bewusst und weniger qualitätsgesichert.

Pflegende müssen ihre Qualität stets und ständig selbst überprüfen. Zur Entwicklung dieser pflegerischen Beratungs- und Handlungskompetenz hat sich die Kollegiale Fallberatung als eine geeignete Methode erwiesen.

Info

Das Selbstverständnis der Kollegialen Fallberatung folgt der Vorstellung, dass in einem Team ausreichend Fachexpertise in Form von Wissen und Können vorhanden ist. Die Eigenverantwortlichkeit und das Selbsthilfepotenzial der Beteiligten werden gestärkt und die Abhängigkeit von Experten wird vermieden.

1.4 Der individuelle Mehrwert der Kollegialen Fallberatung

Der individuelle Nutzen und die Wirkprozesse von Kollegialer Beratung sind zunehmend unbestritten. Kim-Oliver Tietze befasste sich in seiner Dissertation[1] mit Forschungsergebnissen zu Wirkungen der Kollegialen Beratung. Kollegiale Fallberatung erwirkt, wie folgend dargestellt (▶ Abb. 2), mehrstufig positive Werte für Menschen, die beruflich kommunikativ interagieren müssen.

Wir wissen, die Wirklichkeit ist immer subjektiv konstruiert. Kollegiale Fallberatung fungiert dennoch als professionelle Wirklichkeitsdeutung im Austausch mit den beratenden Personen. Kollegiale Fallberatung wirkt als vorhandene interprofessionelle Ressource, die niederschwellig in Teams genutzt werden kann.

Als positive Nebeneffekte der Kollegialen Beratung werden die kommunikativen und sozialen Kompetenzen erweitert, aktives Zuhören gefördert,

---

[1] Tietze KO (2010): Wirkprozesse und personenbezogene Wirkungen von kollegialer Beratung. Theoretische Entwürfe und empirische Forschung. VS Verlag für Sozialwissenschaften. Wiesbaden.

Perspektivenwechsel
Beratungskompetenz
Reflexionskompetenz
Selbstwirksam Lernen
aktives Zuhören
Ausdrücken von Gefühlen
konstruktives Feedback
kommunikative und soziale Kompetenzen
professionelle Wirklichkeitsdeutung
interprofessionelle Ressource

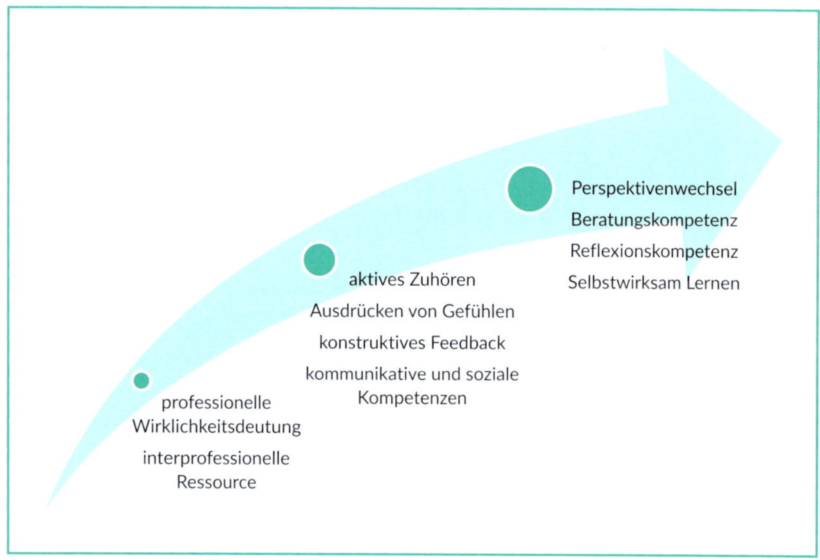

Abb. 2: Mehrwerte der Kollegialen Fallberatung.

sowie das Ausdrücken von Gefühlen und konstruktives Feedback eingeübt. Der notwendige Perspektivenwechsel wird zudem praktisch erprobt und kann Verhaltensmodifikationen bewirken. Angewandtes konstruktives Feedback entwickelt sich zu selbstverständlichen Kommunikationsformen in Teams.

Im praktischen Vollzug der Kollegialen Fallberatung wird somit Beratungskompetenz erworben und die Möglichkeit zur Perspektivenerweiterung und die Selbstwirksamkeit des Lernens können individuell, wie auch in Teams, erfahren werden. Kollegiale Fallberatung fördert die Fähigkeit, zu unterschiedlichen Betrachtungsweisen zu gelangen und optimiert die Fähigkeit unterschiedliche Perspektiven entwickeln zu können. Kollegiale Fallberatung erwirkt vor allem aber eine Zunahme der Reflexionskompetenz, da das eigene Verhalten Gegenstand der Beratungen ist.

Fazit **Kollegiale Fallberatung steigert die Reflexionsfähigkeit**

Kollegiale Fallberatung bewirkt verschiedene individuelle positive Mehrwerte. Kollegiale Fallberatung kann als Methode zur Steigerung der Reflexionsfähigkeit effektiv genutzt werden.

Kollegiale Fallberatung fördert auch die gegenseitige Akzeptanz der Pflegenden, weil durch das Transparentwerden der kollegialen, individuellen Kompetenzen der Teammitglieder Ressourcen sichtbar werden.

1.5 Ziele und Potenziale der Kollegialen Fallberatung in Teams

Kollegiale Beratung wird als Verfahren und Methode verstanden, bei dem sich Kolleginnen und Kollegen in konkreten Fragen der Profession und der Praxis gegenseitig unterstützen und ihr Know-how jeweils passgenau zur Verfügung stellen. Auch ist es grundsätzlich möglich, dass professionsferne Personen in die beratende Funktion gehen.

Folgende Ziele werden in Teams durch die Teilnahme an Kollegialer Fallberatung angestrebt:

- Die Beratungskompetenz Einzelner, aber auch in Teams, wird erweitert.
- Kollegiale Kommunikation, Kooperation und Wertschätzung werden eingeübt.
- Kollegiale Fallberatung lehrt das Moderieren und das Einnehmen von Rollen in Teams.
- Berufliches Handeln kann reflektiert, Zusammenhänge können analysiert und in der Komplexität interpretiert werden – die Teamressourcen werden somit erweitert.
- Handlungsstereotypen und -fehler können von Einzelnen, aber auch von Teams, analysiert werden.
- Pflegerische Wahrnehmung und Interventionsplanung kann optimiert werden.
- Perspektiven können erweitert und vervielfältigt werden.

- Alternative Handlungsoptionen können gefunden werden.
- Neue Denkmuster und Perspektiven können entstehen.
- Neue Handlungsoptionen können ausgewählt und begründet werden.
- Kollegiale Fallberatung fördert die Handlungs- und Anwendungskompetenz.
- Das Wissen und Können kann im Unternehmenszusammenhang betrachtet und angewandt werden.
- Eine Fokussierung auf die Ressourcenorientierung findet statt.
- Das »Wir-Gefühl« wird gesteigert.
- Der Fallgeber kann entlastet werden.
- Vertrauensbildung im Team wird ermöglicht.
- Die soziale Kompetenz kann weiterentwickelt werden.

Ganz nebenbei ist die Kollegiale Fallberatung eine ökonomisch ressourcenschonende und niederschwellige Beratungsmethode und wirkt als innerbetriebliche Weiterbildung. Für die Pflegenden bedeutet dies konkret, dass während einer oder mehrerer Kollegialer Fallberatungen belastende Situationen und Probleme reflektiert und gezielt aufgearbeitet werden können. Teams werden leistungsstärker und effizienter. Kollegiale Fallberatung wirkt somit qualitätssteigernd, qualitätssichernd und vertrauensbildend. Kollegiale Fallberatung kann als fester Bestandteil in der Team- und Personalentwicklung eingesetzt werden. So könnten sich zum Beispiel erfahrene und noch unerfahrene Kollegen monatlich in Beratungsrunden zu aktuellen Problemen austauschen. Oder weitergebildete Mitarbeitende beraten gezielt zu einem fachlichen Thema, speziell zu eingebrachten Schlüsselfragen.

Kollegiale Fallberatung kann Mitarbeitende, aber auch Teams, stärken. Kollegiale Beratung gibt den von der Gruppe gesammelten Erfolgsfaktoren Raum.

Frage
Wie schätzen Sie die beschriebenen, angestrebten Ziele der Kollegialen Fallberatung ein? Wirken die Ziele realistisch und erreichbar oder unrealistisch auf Sie?

Widmen wir uns nun der Frage, welche Voraussetzungen und Rahmenbedingungen gewährleistet sein müssen, damit Kollegiale Fallberatung die erwähnten positiven Effekte erzielen kann.

1.6 Voraussetzungen und Rahmenbedingungen

Die wohl wichtigste Voraussetzung für die Kollegiale Fallberatung ist, dass die Teilnehmenden im Beratungsteam Vertrauen zueinander haben. Die Teilnehmenden müssen offen, wertschätzend und vertrauensvoll miteinander sprechen, um sich beraten zu können. Den Teilnehmenden sollte bewusst sein, dass sie sich gegenseitig unterstützen wollen. Sie vereinbaren Verschwiegenheit über Inhalte und Abläufe nach außen.

Es ist hilfreich in der Kommunikation, wertschätzende Übungen einzubauen, um wechselseitig das Können und Wissen der Pflegenden als positive Ressource anzuerkennen (siehe Literatur zur Gewaltfreien Kommunikation). Hierbei gilt es zu beachten, dass neben dem Vermögen, fremdempathisch sein zu können, auch die Selbstempathie der Pflegenden bewusst erlernt und praktiziert werden muss. Selbst- und Fremdempathie sind gleichermaßen bedeutsam für beruflich Pflegende, um professionell handeln zu können.

Neben den Voraussetzungen der kommunikativen Praxis sind folgende Rahmenbedingungen wichtig, um Kollegiale Fallberatung durchführen zu können:

- Kein Zeitdruck, keine Verpflichtung, keine Stigmatisierung des Fallgebers,
- verbindliche Teilnahme an den vereinbarten Terminen,
- gleichberechtigte Teilnehmende, ohne hierarchische Abhängigkeit,
- offene Bestuhlung in Kreisform, ohne Tische,
- Flipchart, ggf. Metaplanwand zum Festhalten der Inhalte,
- die geplante Zeit zur Kollegialen Fallberatung wird eingehalten.

Voraussetzung für Teams, die die Kollegiale Fallberatung durchführen möchten, ist, dass sie wirklich am Gelingen, am »Miteinander-arbeiten-Wollen« und am »Miteinander-achtsam-Sein« interessiert sind.

Info
Die Teilnehmenden einer kollegialen Beratungsrunde sollten in keiner hierarchischen Beziehung zueinander stehen.

Regeln, um miteinander achtsam sein zu können:
- Ich überlege, bevor ich rede und meine Ideen Anderen zumute.
- Ich wertschätze mein Gegenüber.
- Ich beachte: Wir sind alle gleichwertig.
- Ich verletze mein Gegenüber nicht.
- Ich bin für eine gute Atmosphäre verantwortlich.
- Ich behandele mein Gegenüber so, wie ich selbst behandelt werden will.
- Ich bin anschlussfähig.
- Ich akzeptiere das Anliegen des Fallgebers und bewerte nicht.
- Ich nutze aufkeimende Konflikte als Chance, um Probleme lösen zu können.
- Ich frage sachlich nach bei Irritationen.
- Ich nehme nicht alles persönlich.
- Ich muss nicht alles klären und wissen.
- Ich lasse andere Meinungen gelten (Vielfalt als Perspektivenerweiterung).
- Ich erlaube Fehler und erkenne in Fehlern Chancen.
- Ich verliere mich nicht im Klein-Klein und bin nicht pedantisch.

Zudem gilt die achtsame und gewaltfreie Kommunikation zur grundlegenden Basis pflegerischen Handelns. Dies sollte die Unternehmensführung beachten und fördern. Grundlegend sollte die Unternehmensführung auch die Einführung der Kollegialen Fallberatung begrüßen und rahmengebend unterstützen. Es wäre zum Beispiel sehr hinderlich, wenn die Unternehmensführung möchte, dass Kollegiale Fallberatung stattfindet, die Mitarbeitenden aber nicht bereit sind, dies umzusetzen. Ebenso wäre es hinderlich, wenn Mitarbeitende Kollegiale Fallberatung durchführen (möchten) und die Führung dies verbietet oder keine zeitlichen Ressourcen zulässt oder die Mitarbeitenden ausfragt, was in den Beratungsrunden besprochen wurde.

Frage
Welche Voraussetzungen und Rahmenbedingungen müssten im Ihrem Arbeitsumfeld geschaffen werden, damit Kollegiale Fallberatung durchgeführt werden könnte?

1.7 Die Führung schafft Rahmenbedingungen

Kollegiale Fallberatung muss in die Aufbau- und Ablauforganisation eines Pflegeunternehmens passen. Die oberste Leitung und die weiteren Führungskräfte müssen aktiv die Kollegiale Beratung befürworten, die Durchführung unterstützen und die notwendigen Rahmenbedingungen sicherstellen. Im Einzelnen bedeutet dies:

- Kollegiale Fallberatung wird zunächst durch externe Experten bekannt gemacht.
- Kollegiale Fallberatung wird als positive Methode für das eigene Unternehmen vorgestellt.
- Auf die Freiwilligkeit der Teilnehmenden wird kontinuierlich hingewiesen.

- Im Dienstplan werden feste Zeiten für die Kollegiale Fallberatung vorgesehen.
- Die Teilnehmenden werden für die Kollegiale Fallberatung freigestellt (Grundsatz Kollegiale Fallberatung = Arbeitszeit).
- Die Kollegiale Fallberatung findet ungestört in einem nicht einsehbaren Raum statt.
- Ergebnisse der Kollegialen Fallberatung werden von der Führung nicht eingefordert.

Frage
Was könnte Führungskräfte daran hindern, Kollegiale Fallberatung generell und speziell in Ihrem Unternehmen zu fördern und zu implementieren?

1.8 Hinderliche Aspekte und Grenzen

Um Kollegiale Fallberatung in Teams gelingen zu lassen, gilt es von vornherein, hinderliche Aspekte zu kennen und zu vermeiden. Kollegiale Fallberatung kann nicht »verordnet« werden. Das heißt, Vorgesetzte können ihre Mitarbeitenden nicht zur Kollegialen Fallberatung verpflichten. Sie sollten stattdessen alles dafür tun, um Hindernisse oder Störungen zu vermeiden:

- Führungskräfte sollten die Kollegiale Fallberatung anbahnen und durch externe Beratung bekannt machen, dann aber in die Freiwilligkeit der Mitarbeitenden geben.
- Pausenzeiten dürfen nicht zur Kollegialen Fallberatung missbraucht werden.
- Während der Kollegialen Fallberatung wird nicht gegessen.
- Eine Gruppengröße von mehr als zehn Teilnehmern wird nicht überschritten.
- Die Ergebnisse werden schriftlich festgehalten.

- Das Beratungstempo ist nicht zu hoch.
- Das geplante Ende wird eingehalten.
- Der Fallgeber bringt einen geeigneten Fall ein.
- Die Kollegiale Fallberatung wird nicht zur Konfliktbewältigung missbraucht.
- Die Beratenden verhalten sich wertschätzend, nicht dominant oder gar »rechthaberisch«.
- Die Fehlertoleranz im Team ist hoch.
- Die Mitarbeiter haben kein hohes Absicherungsbedürfnis.
- Es herrscht Vertrauen in die eigenen Kompetenzen und in die Teammitglieder.
- Es gibt keine starre Verteilung der Rollen.
- Getroffene Entscheidungen werden hinterfragt.
- Es gibt keine latenten oder offenen Machtkämpfe im Team.
- Es gibt keine hierarchischen Strukturen zwischen den Teilnehmenden.
- Die Teilnehmenden besitzen kommunikative Basiskompetenzen und Reflexionsfähigkeit.

Absolut ungeeignet für die Kollegiale Fallberatung sind private Themen der Teilnehmenden, sowie Unzufriedenheit einzelner Teilnehmenden mit ihrer Lebenssituation, Loyalitätskonflikte mit dem Arbeitgeber oder private Karrierefragen.

Fragen

- Welche hinderlichen Faktoren würden in Ihrem Team eine Kollegiale Fallberatung uneffektiv werden lassen?
- Welche vorbereitenden Maßnahmen müssten unternommen werden, damit die Kollegiale Fallberatung gelingen kann?

All diese hinderlichen oder schädigenden Aspekte gilt es zu kennen, offen anzusprechen und von vornherein zu vermeiden, damit die Kollegiale Fallberatung effektiv ist und als positiv empfunden wird. So einfach die Methode »Kollegiale Beratung« auch erscheint, so wesentlich ist für einen hohen Wirkungsgrad die effiziente Vorbereitung und Durchführung. Erst daraus lässt sich eine hohe Effektivität dieser Methode erwarten.

Fazit **Leicht zu lernen**

Die Methode der Kollegialen Beratung beeindruckt dadurch, dass sie so schnell zu erlernen ist, die Teilnehmenden gleichrangig sind und die Gruppe sich selbst leitet.

1.9 Transferaufgaben

1. Diskutieren Sie die Methode der Kollegialen Fallberatung in Bezug auf konkrete Anwendungsfelder.
2. Welchem Selbstverständnis folgt die Kollegiale Fallberatung? Eignet sich die Kollegiale Fallberatung für Ihr Arbeitsfeld? Begründen Sie Ihre Position.
3. Begründen Sie: Wieso eignet sich die Methode der Kollegialen Beratung als nutzbringende Methode zum Kompetenzerwerb für beruflich Pflegende?
4. Erarbeiten Sie Themen und Problemfelder, die sich besser zur externen Beratung eignen als zur Kollegialen Fallberatung.
5. Üben Sie gewaltfreie Kommunikation und Achtsamkeit, bevor Sie mit der Kollegialen Fallberatung beginnen.
6. Erarbeiten und nutzen Sie die potenziellen Mehrwerte in praktischen (fiktiven) Fallbeispielen.

Fazit **Reflektieren, beraten und die Ressourcen schonen**

Kollegiale Fallberatung ist eine ressourcenschonende, semiprofessionelle Beratungsmethode, die sehr effektiv wirkt, vielfältige Ziele verfolgt und den Teilnehmenden sowie dem Unternehmen hohen Nutzen bringt.

Kollegiale Fallberatung ist ein Reflexions- und Beratungsinstrument, das zur Bearbeitung konkreter Handlungsprobleme dient. Die Beratung findet in Kleingruppen von ca. sechs bis neun Teilnehmenden statt und wird strukturiert moderiert.

Sie wissen nun, wie effektiv Kollegiale Fallberatung in Unternehmen und Teams wirkt. Daher erörtere ich im Weiteren, ob sich Kollegiale Fallberatung auch zur Entwicklung pflegerischer Handlungskompetenz eignet.

2 Entwicklung pflegerischer Handlungskompetenz

Kann ich meine pflegerische Handlungskompetenz durch Kollegiale Fallberatung optimieren?

Info

Ziele des Kapitels:

1. Sie können erklären, wie Pflegende professionelle, berufliche Handlungskompetenz entwickeln.
2. Sie können die Vorteile der Kollegialen Fallberatung für das Berufsfeld Pflege benennen.
3. Sie können die Kollegiale Fallberatung als effektive Methode zur Kompetenzentwicklung beschreiben und einordnen.
4. Sie können zwischen Wissen und Können differenzieren und einige Möglichkeiten zur Kompetenzentwicklung im Berufsfeld der Pflege benennen.

Eigenständiges, professionelles, pflegerisches Handeln bedarf einer hoch entwickelten Kompetenzstufe und einer individuell gut entwickelten Reflexionsfähigkeit. Inwieweit die Kollegiale Fallberatung zur Entwicklung dieser Kompetenzen hilfreich sein kann, soll nun beschrieben werden. Beginnen wir mit der Frage, ob Kollegiale Fallberatung im Berufsfeld der Pflege sinnvoll zum Einsatz kommen sollte?

2.1 Kollegiale Fallberatung: sinnvoll für beruflich Pflegende?

Die Anforderungen und Bedingungen an Pflegende in der beruflichen Praxis sind hoch und anspruchsvoll, in ihrer Art sehr unterschiedlich und physisch wie psychisch außergewöhnlich belastend. Gleichermaßen ist Pflege Ausdruck von Menschlichkeit. Können und Wissen der einzelnen Pflegeperson hängen neben guter Qualifizierung und dem Wissen Dritter wesentlich von den individuellen Erfahrungswerten ab und dem Vermögen, selbstverantwortlich pflegerisch entscheiden, handeln und reflektieren zu können. Das reflektierte Handeln der beruflich Pflegenden optimiert die Kommunikation und Interaktion im Team, aber vor allem auch im Arbeitsbündnis zwischen Pflegenden und Klienten. Pflege ist kontinuierliche Interaktionsarbeit. Professionalität und professionelles Handeln entwickelt sich nicht von selbst. Um zu professioneller Handlungskompetenz zu gelangen, reicht auch nicht nur jahrelange Erfahrung und standardisiertes Handeln.

Problemlösungen und Entscheidungsprozesse geschehen immer im individuellen Arbeitsbündnis zwischen der einzigartigen Person, die Pflege empfängt, und einer professionell pflegenden Person. Pflegende sind den ihr anvertrauten Personen gegenüber ihren Handlungen verpflichtet[2]. Alles Wissen und Können muss sich im praktischen Handeln nach der in Auftrag gebenden, hilfe- und sorgesuchenden Person richten. Hierbei erleben Pflegende häufig konkurrierende Interessen anderer am Pflegeprozess beteiligten Personen.

Pflegende müssen Vorschriften eigenverantwortlich interpretieren können. Pflegende müssen die Qualität ihres Handelns selbst prüfen. Diese Selbstverpflichtung setzt voraus, dass Pflegende ihr Handeln unaufgefordert hinterfragen. Es ist somit von hoher Bedeutung, dass Pflegende ihre Beobachtungen und Fragen selbst einbringen. Häufig fehlt jedoch das Forum, in dem diese Fragen und Reflexionsprozesse geplant eingebracht werden können. Diese Reflexionsprozesse eignen sich für die Methode der Kollegialen Fallberatung hervorragend.

---

[2] Vgl. Behrens J (2019): Theorie der Pflege und der Therapie. Grundlagen für Pflege- und Therapieberufe. Hogrefe, Bern.

Info

Gegenstand der Fallberatung sind herausfordernde Situationen, Probleme und Fragestellungen (Fälle) aus der Arbeitspraxis, die gemeinsam reflektiert und lösungsorientiert bearbeitet werden. Damit kann das Instrument der Kollegialen Fallberatung die Weiterentwicklung der beruflichen und personellen Kompetenz fördern und das Wissen und Können der Mitarbeitenden kann in Teams synergetisch genutzt werden.

Wie bereits erwähnt: Pflegende sind dem individuell, einzigartigen Pflegebedürftigen verantwortlich. Diese Tatsache korreliert häufig mit Vorgaben, Vorschriften, Standards oder individuellen ethischen Verständnissen oder dem Vorstellungsvermögen des Pflegenden. Manchmal korreliert die individuelle pflegerische Verantwortung sogar mit den Ergebnissen der Pflege- und Gesundheitswissenschaft. Die ausgewählte und angewandte Intervention muss das Einverständnis des Klienten haben. Pflegerische Professionalität bezieht sich nicht nur auf die fachliche Expertise, die durch eine spezialisierte Ausbildung und Fachwissen erwirkt wird, sondern auf die Interventionspraxis der Pflegenden am ganzen Menschen im Sozialraum. Basis des pflegerischen Handelns stellt die Kommunikation dar und mit ihr die Beratung.

Fazit **Pflegerisch interagieren und fachspezifisch handeln**

Beruflich Pflegende pflegen nicht Kranke oder Gesunde, sondern Personen mit einem generationenspezifischen und individuellen Pflegebedürfnis. Der Respekt vor der Autonomie der Lebenspraxis und der Wissenschaft sind Grundlagen pflegerischen Handelns. Pflegewissenschaft als beratende Wissenschaft schafft Wissen für die professionell Pflegenden. Die Intervention geschieht immer mit dem Einverständnis des Klienten. Pflegende und Klienten arbeiten im Arbeitsbündnis. Kollegiale Fallberatung kann als Methode effektiv genutzt werden, um pflegerische Interaktionsarbeit und fachspezifisches Handeln zu reflektieren.

2.2 Beratung in Pflegeausbildung und -studium

Beratung gehört zu den Ausbildungszielen von Pflegelernenden und zu den Aufgaben von professionell Pflegenden. Auch das neue Pflegeberufegesetz (PflBG vom 17. Juli 2017) und die Ausbildungs- und Prüfungsverordnung für die Pflegeberufe (PflAPrV vom 2. Oktober 2018) sehen die »Beratung« (PflGB § 5) als Ziel der beruflichen und akademischen Pflegeberufe als wesentlichen Inhalt vor.

Die berufliche und akademische Qualifizierung in Pflegeberufen sieht einen frühen Kontakt mit dem zu pflegenden Menschen vor. Auszubildende und Studierende sollten so qualifiziert sein, dass sie sich für den Kontakt mit dem Klienten befähigt fühlen und den Anforderungen im beruflichen Alltag standhalten können. Hierbei spielen eine gewaltfreie Kommunikation und eine stabile kommunikative Kompetenz eine entscheidende Rolle. Der frühe Kontakt von Pflegelernenden zum Klienten stellt häufig hohe Anforderungen an die Lernenden, da sich komplexe Pflegesituationen auch ungeplant ergeben. Lernende orientieren sich häufig am Modell und imitieren das Verhalten der Personen, die in den jeweiligen Situationen erfahren wirken. Häufig werden diese Lernsituationen nicht reflektiert oder neu geplant und optimiert.

Ein gewünschter Rat im Kollegenkreis wird meist nur beiläufig »zwischen Tür und Angel« gesucht. Für eine professionelle und qualitätsgesicherte Pflegequalität ist jedoch ein geplanter Austausch bei belastenden Situationen notwendig. Eine systematische Methode der gegenseitigen Unterstützung und Reflexion in Pflegeteams stellt die »Kollegiale Fallberatung« dar.

Da die Handlungs- und Problemlösungskompetenz von Lernenden und beruflich Pflegenden immer auch ein individueller Prozess ist, der von vielfältigen Faktoren abhängt, kann nur die einzelne Person entscheiden, welcher Lernschritt und -inhalt für sie als nächster sinnvoll wäre und zu welcher Handlung oder zu welchen Verhalten eine Reflexion angebracht wäre. Dieser selbstgesteuerte Lernprozess sollte Lernenden bewusst gemacht werden und Lernende sollten entsprechende Methoden erlernen, die prozessfördernd wirken. Marion Roddewig[3] forschte zum Thema »Kollegiale Beratung in der Ausbildung der Gesundheits- und Krankenpflege«. Sie stellte fest, dass Kollegiale Beratung als eine Methode des selbstgesteuerten Lernens dazu beitragen kann, dass Handlungs- und Problemlösungskompetenz entwickelt und negative Effekte ausbildungsinduzierter Beanspruchung kompensiert werden kann[4]. Roddewig bescheinigte der Kollegialen Beratung positive Effekte auf das (Wohl-)Befinden der Teilnehmenden[5].

Frage

Auszubildende und Beschäftigte in den verschiedenen Settings und Situationen der Pflege müssen in der Lage sein, Entscheidungen zu treffen und Probleme zu lösen.
Mit welchen Methoden kann die Selbstüberprüfung des Handels Pflegender gefördert werden?

Die Auswirkungen und Folgen pflegerischen Handelns trägt immer der Klient. Die beruflich Pflegenden tragen die Verantwortung für ihr Handeln, häufig auch in schwierigen und komplexen Situationen und häufig auch in Ausbildungssituationen.

Die Kollegiale Fallberatung eignet sich für Auszubildende, Studierende und professionell Tätige in der Pflege ausgesprochen gut, da Pflegende häufig schwierige Situationen und komplexe Problemlagen allein bewältigen müssen und meistens nur wenig Zeit zur Reflexion ihres Handelns haben.

---

3 Roddewig M (2014): Kollegiale Beratung in der Gesundheits- und Krankenpflege. Auswirkungen auf das emotionale Befinden von Auszubildenden. Mabuse, Frankfurt am Main.

4 Ebd., S. 338

5 Ebd.

Info

Ein gewünschter Rat im Kollegenkreis wird meist nur beiläufig gesucht. Für eine gleichbleibende Pflegequalität und gesunde Auszubildende und Mitarbeitende sind eine gezielte und reflektierte Anleitung und ein geplanter und professioneller Austausch bei belastenden Situationen notwendig. Eine systematische Methode zur Reflexion in Ausbildung und der gegenseitigen Unterstützung in Pflegeteams stellt die Kollegiale Fallberatung dar.

2.3 Vom Wissen zum Können bis hin zur Performanz

Fragen

- Wie kommt es vom Wissen zur eigenständigen, professionellen Pflegehandlung?
- Ist Ihnen der Begriff »Performanz« im Zusammenhang von pflegerischen Handlungen geläufig?

Bekanntermaßen sind Wissensvermittlung und Qualifizierung keine Kompetenzentwicklungsmaßnahmen[6]. Überhaupt ist es ein Irrglaube, dass Kompetenz vermittelt oder gelehrt werden kann. Kompetenz kann nur der einzelne Mensch selbst entwickeln. Theoretisches Wissen kann die Basis zur Entwicklung von Kompetenz legen. Aber erst Erfahrungen erwirken Können und Kompetenz.

---

[6] Vgl. Erpenbeck J (2007) Projekt: Durch Kompetenzprofile für Lernförderer die Altenpflege stärken. Competence Profiles for Learning Supporters in Elderly Care. Kompetenz-bedarfe von LernförderInnen in der Altenpflege. FHM, Bielefeld. www.paritaetische-akademie-nrw.de/fileadmin/user_upload/projekte/Positionspapier_ Kompetenzbe-darf_von_Lernfoerderen_in_der_Altenpflege.pdf, 02.11.2018

Die Unterscheidung von Wissen und Können verdeutlicht die Differenz von Kennen und Kompetenz. Während **Kompetenz** die Gesamtheit aller Fähigkeiten ist, die zur Durchführung einer bestimmten Aufgabe notwendig ist, versteht man unter **Performanz** die Fertigkeiten, die zum Erreichen eines Ziels notwendig sind und die ein Mensch real und tatsächlich umsetzt. Das heißt, selbst wenn ich über etwas theoretisch verfüge (Kennen) und in der Lage bin, dies praktisch zu tun (Können), muss das nicht bedeuten, dass ich es auch real tatsächlich umsetze und zeige.

Handelnde müssen ihre Handlungen nicht nur können, sie müssen ihr Handeln auch zeigen, also ausführen (wollen). Dies geschieht nur, wenn Menschen motiviert sind, ihr Können – sprich: ihre Kompetenzen zu zeigen. Kompetenzen werden also (nur) durch reales Handeln sichtbar. Nicht sichtbar im Handeln werden die dahinterliegende Motivation, das Interesse, die persönliche Einstellung, das Verantwortungsbewusstsein, der Lernwille und die individuelle soziale Bereitschaft. Die nicht sichtbaren Faktoren sind aber maßgeblich entscheidend, ob Personen ihre Kompetenz auch real umsetzen, also sichtbar machen und somit Performanz zeigen.

Die reale Umsetzung des Könnens kann auch durch verschiedene andere Faktoren, wie atheoretisches Wissen erschwert, verhindert, aber auch gefördert sein.

2.4 Atheoretisches Wissen, konjunktive Erfahrungsräume und subjektive Theorien

Der Erwerb atheoretischen Wissens geschieht durch Zufälle, Erfahrungen und Situationen, die nicht theoriegeleitet erfolgen. Wissen, welches in sogenannten konjunktiven Erfahrungsräumen[7] entsteht, ist ein implizites und weitgehend atheoretisches Wissen, das kaum explizit abgefragt werden kann und sich in dem »Wie« sozialer Handlungen und Äußerungen

[7] Vgl. Mannheim K (1980): Strukturen des Denkens. In: Kettler D, Meja V, Stehr N (Hrsg). Suhrkamp, Frankfurt am Main.

ausdrückt bzw. dokumentiert. Hinzu kommt der Habitus[8] des Ausführenden einer pflegerischen Intervention, der sich individuell in seiner Gesamtheit durch persönliche Vorlieben, Gewohnheiten und die Art seines Sozialverhaltens ausdrückt.

Dem Akteur ist sein Wissen, aber auch sein Nichtwissen häufig nicht klar. Das Agieren in konjunktiven Erfahrungsräumen kann nur zu ungeplanten Überraschungen führen, die dem Zauberberuf[9] als Ursprung des Pflegehandelns gleicht. Ungeplante Überraschungen müssen bei der Ausführung von Pflegeinterventionen vermieden werden. Also gilt es, konjunktive Erfahrungsräume sukzessiver zu verringern und zur reflektieren.

Jeder Mensch entwickelt im Laufe seines Lebens subjektive Theorien. Subjektive Theorien sind Teil des individuellen Wissens. Sie manifestieren sich unbewusst und unkontrolliert. Menschen erklären sich ihre (eigene) Welt je nachdem, welche Faktoren ihre individuelle Lebensbiografie beeinflusst haben. Subjektive Theorien haben einen großen Einfluss auf die Handlungsorientierung und sind handlungsleitend.

Zusätzlich zu den wissenschaftlich nachweisbaren und objektivierbaren Fakten veranlassen die subjektiven Werte, wie persönliche Erfahrungen, praktische Belehrungen und die individuelle Lebensbiografie, den Menschen zur Handlung. Das Handeln geschieht also nach individuellen Erkenntnissen, die in aller Regel ungeplant und nicht gesteuert gemacht werden. Ein gesteuerter Erkenntnisgewinn hingegen wäre mit der Methode der Kollegialen Fallberatung planbar.

Das Handeln zwischen objektiven und subjektiven Parametern ist uns Menschen häufig nicht bewusst. Im Laufe unserer Lebensbiografie entwickeln wir subjektive Theorien[10]. Sie sind Teil unseres subjektiven Weltwissens und

---

8 Vgl. Bourdieu P (1997): Der Tote packt den Lebenden. Schriften zu Kultur und Politik 2. VSA, Hamburg.

9 Vgl. Behrens J, Langer G (2010): Evidence-based Nursing and Caring. Methoden und Ethik der Pflegepraxis und Versorgungsforschung. 3. Aufl. Huber, Bern, S. 35ff.

10 Vgl. Groeben N, Wahl D, Schlee J, Scheele B (1988): Forschungsprogramm Subjektive Theorien. Eine Einführung in die Psychologie des reflexiven Subjekts. Tübingen.

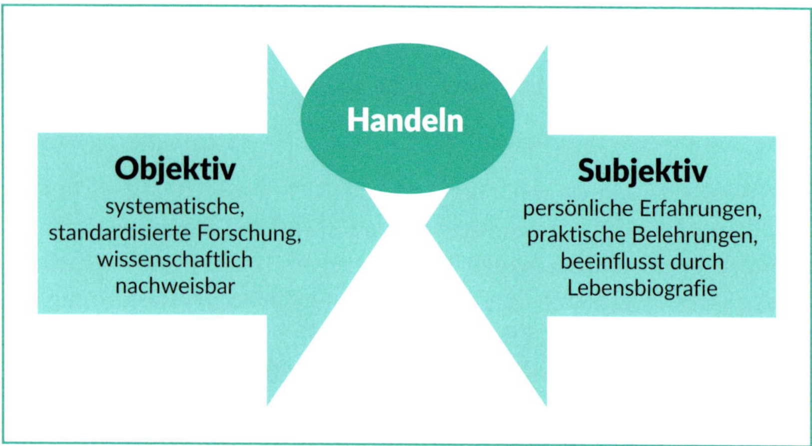

Abb. 3: Handeln zwischen objektiven und subjektiven Erkenntnissen.

manifestieren sich unbewusst und unkontrolliert. Sie haben dabei großen Einfluss auf die Handlungsorientierung und das reale Handeln. Subjektive Theorien sind zumeist personal manifestiert und schwer aufzubrechen, aber für die Erklärung menschlichen Verhaltens außerordentlich wichtig. Ein Mensch generiert sein implizites Wissen aufgrund seiner Erfahrungen, seiner Geschichte und seines Lernens. Dieses Erfahrungswissen ist allerdings nur teilweise reflektierbar, da sich Menschen der Selbststeuerung ihres Verhaltens häufig nicht bewusst sind.

Professionelles, pflegerisches Handeln muss regelhaft reflektiert werden, reflektierbar sein und darf nicht ausschließlich durch implizites Wissen begründet sein. Pflegerisches Handeln ist Interventions- und Handlungskunst mit großer Auswirkung auf die zu pflegenden Klienten und deren Umfeld. Auch wenn Pflegende sich in einer Situation nicht verhalten, handeln sie und begründen damit bei ihrem Klienten eine Wirkung. Die Analyse und Reflektion des eigenen Handelns und auch Nicht-Handelns hat somit höchste Priorität.

Abbildung 4 kann verdeutlichen, in welchem der drei Schritte vor, während und nach der Intervention es möglich und sinnvoll ist, das Handeln der beruflich Pflegenden prozesshaft zu analysieren und zu reflektieren.

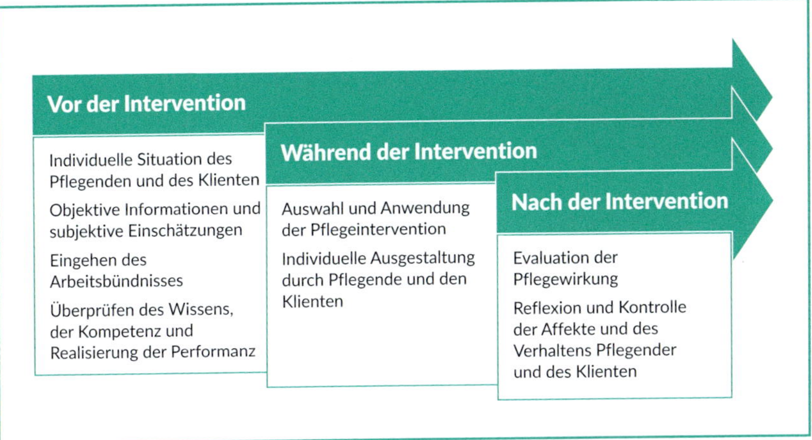

Abb. 4: Selbstreflexion vor, während und nach der pflegerischen Intervention.

Die prozesshafte Darstellung vor, während und nach einer pflegerischen Intervention verdeutlicht die möglichen Analyseschritte. Die prozesshafte Darstellung der Interventionsplanung, -durchführung und -evaluation kann bei der Kollegialen Beratung hilfreich sein. Geplante Interventionen und geplantes sowie überlegtes Verhalten folgen immer einer bewussten oder auch unbewussten Absicht. Der reflektierte Mensch ist in der Lage, sein Verhalten zu kontrollieren, bevor es zur Handlung kommt. Das geplante und überlegte Handeln macht uns Menschen aus und ist im professionellen beruflichen Alltag unabdingbar.

Die Abbildung (▶ Abb. 5) stellt die theoretischen Parameter dar, die praktisches Verhalten beeinflussen. Bei der Theorie des überlegten Handelns[11] spielt bekanntlich die eigene Meinung, dass das Verhalten zu bestimmten Ergebnissen führt, ebenso eine Rolle, wie die Meinung, dass bestimmte Personen oder Gruppen erwarten, dass ein bestimmtes Verhalten von Personen ausgeführt werden sollte (subjektive Norm).

---

11 Vgl. Fishbein M, Ajzen I (1975): Belief, Attitude, Intention and Behavior: An Introduction to Theory and Research. Longman Higher Education.

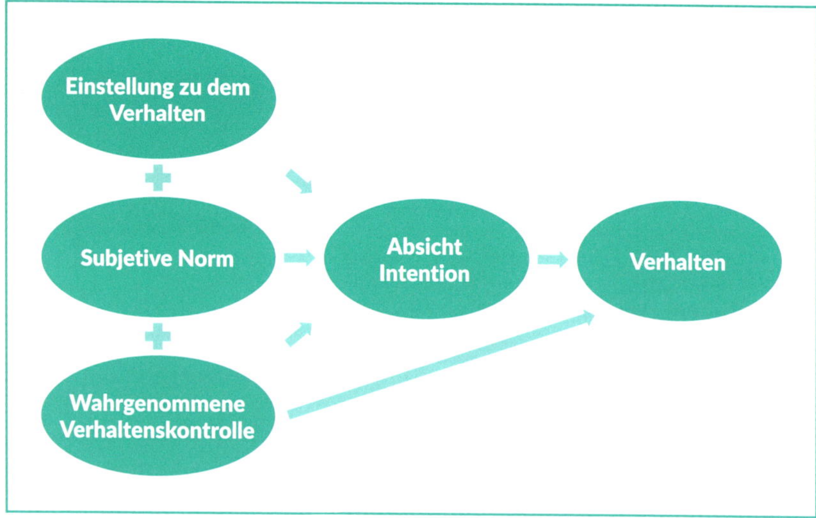

Abb. 5: Die Theorie des geplanten (überlegten) Verhaltens.

Neben der praktischen Handlung spielt die Handlungsintention, die wesentliche Rolle, vor allem auch im pflegerischen Handeln. »Warum möchte und werde ich die Pflegeintervention genauso durchführen, wie ich es praktisch plane?« »Was veranlasst mich und welche dahinterliegenden Ziele verfolge ich?«

Kollegiale Fallberatung kann den Prozess des Bewusstmachens der Handlungsintention und der Verhaltenskontrolle fördern. Die Theorie des geplanten Verhaltens von Fishbein und Ajzen (1975) beschreibt zusätzlich eine nicht-willentlich kontrollierbare Komponente (»Wahrgenommene Verhaltenskontrolle«), die die Ausführung des intendierten Verhaltens beeinflusst. Kompetente beruflich Pflegende sollten sich die beeinflussenden Verhaltensindikatoren bewusst machen. Kollegiale Fallberatung kann das Bewusstmachen von Verhalten als reflexive Methode unterstützen.

Info
Wissen entsteht, wie beschrieben, aus theoretisch erworbenen Fakten und aus Erfahrung. Man spricht auch von explizitem und implizitem Wissen.

2

2.5 Explizites und implizites Wissen

Nonaka & Takeuchi[12] beschreiben, dass es grundsätzlich zwei Arten von Wissen gibt:

1. das explizite Wissen, das Büchern und beschriebenen Verfahren zu entnehmen ist, und
2. das implizite Wissen, welches über Erfahrungen erworben werden kann.

Explizites Wissen kann problemlos von Mensch zu Mensch weitergegeben werden[13]. Implizites Wissen jedoch entzieht sich formalem sprachlichem Ausdruck und umfasst Wertesysteme, persönliche Überzeugungen und Perspektiven[14] und ist Anlass zu menschlichem Verhalten. Für den Prozess des »Wissenschaffens« stellt die soziale Interaktion die Basis dar, auf der »sich implizites und explizites Wissen durch diesen Umwandlungsprozess sowohl in qualitativer als auch in quantitativer Hinsicht«[15] erweitert. Die soziale Interaktion im pflegerischen Handeln ergibt sich durch explizites und implizites Wissen und Können. Kollegiale Fallberatung kann die Analyse und Reflektion dieses Wissenserwerbs ermöglichen.

---

12 Vgl. Nonaka I, Takeuchi H (1997): Die Organisation des Wissens: Wie japanische Unternehmen eine brachliegende Ressource nutzbar machen. Campus, Frankfurt am Main-New York.Redlich A (1994): Berufsbezogene Supervision in Gruppen. Band 19 der Materialien aus der Arbeitsgruppe Beratung und Training. Fachbereich Psychologie der Universität Hamburg.

13 Nonaka & Takeuchi 1997, S. 8. Scholz AM (2008): Wissensmanagement in der Altenpflege. Der Umgang mit der Ressource Wissen in Pflegeeinrichtungen – eine explorative Untersuchung. Diplomarbeit Technische Universität Dortmund, Sozialforschungsstelle, Beiträge aus der Forschung, Band 160, S. 1-130.

14 Nonaka & Takeuchi, S. 8

15 Ebd., S. 73

Info

Zum Erwerb von pflegerischer Handlungskompetenz muss explizites und implizites Wissen geschaffen werden. Hierbei kann Wissenschaft helfen. Handlung und Handlungsintention sollen bewusst geplant verlaufen und bedürfen bei pflegerischen Interventionen immer einer sozial geprägten Interaktion. Soziale Interaktion kann durch Kollegiale Fallberatung eine reflektierbare Interaktion zwischen Pflegenden und Klienten erwirken.

Pflegerisches Handeln erfolgt zudem nicht »aus dem Bauch« und nur nach Erfahrungen, sondern möglichst aufgrund wissenschaftlich bewiesener Fakten. Mit der Evidence (nicht gemeint ist die Evidenz! Vgl. Behrens 2005 und Behrens & Langer 2010) wird der Beweis angetreten, dass die gewählten Interventionen nach wissenschaftlichem Stand die richtigen sind. Der Unterschied zwischen externer und interner Evidence wird im Anschluss beschrieben.

2.6 Externe und interne Evidence

Die **externe Evidence** in der Pflege umfasst die – möglichst gut gesicherten und zwischenmenschlich nachprüfbaren – Erfahrungen anderer (Dritter) mit den Wirkungen pflegerischer Handlungen und Entscheidungen. Diese Erfahrungen anderer liegen zum Beispiel in Wirksamkeitsstudien vor. Externe Evidence ist also in Büchern, Studien, Wissensportalen und anderen Quellen zu finden.

Die **interne Evidence** dagegen umfasst nicht die Erfahrungen anderer, sondern das, was wir Pflegenden nur in der persönlichen Begegnung mit unseren Klienten erarbeiten können. Die interne Evidence ergibt sich aus den einzigartigen biografischen Erfahrungen, Zielen, Bedürfnissen, Ressourcen und situativen Bedingungen sowie Empfindungen zwischen Pflegendem und Klienten. Interne Evidence entsteht auf der Seite der Pflegenden durch Erfahrungen in einem professionstypischen Setting. Die Qualität der Erfahrungen hängt zudem vom Bekanntheitsgrad eines Settings (Pflegende müssen ihr Arbeitsfeld kennen) und von professionstypischen Arbeitsbündnissen ab[16].

Externe und interne Evidence ergeben sich aus den Zielen einer Behandlung, aus Studienergebnissen, aus den Entscheidungsprozessen zu Therapieverfahren und aus der individuellen Interaktion. Gemeinsame Interaktionen und gemeinsame Erfahrungsräume schaffen Verständigung und sind bedeutsam zur Erlangung interner Evidence. Pflegende, auch Auszubildende der Pflege, sind in ihren Handlungen den zu pflegenden Menschen gegenüber verpflichtet. Die Entscheidung für eine pflegerische Intervention sollte auf solider Evidence basieren. Wer ist für die Entscheidung einer pflegerischen Intervention verantwortlich?

2.7 Von der Eminenz zur Evidence-based Nurse

Info

Interne Evidence ist nur in der individuellen Kommunikation mit der zu pflegenden Person zu entwickeln. Kollegiale Fallberatung kann als wesentlicher Baustein erachtet werden, um Beratungskompetenz im Sinne einer Handlungskompetenz in professionellen Pflegesituationen zu entwickeln. Ohne interne Evidence hilft externe Evidence bei pflegerischen Entscheidungen gar nichts.

Die Frage, ob der Erwerb einer professionellen Handlungs- und Berufsfähigkeit während bzw. nach der Ausbildung oder erst nach einer sich dar-

[16] Vgl. Behrens & Langer 2010

an anschließenden inhaltlich spezifizierenden Weiterbildung erfolgen soll, kann theoretisch diskutiert werden, aber erübrigt sich in der aktuellen Situation des Pflegefachkräftemangels und der historischen Entwicklung von Pflegeberufen in Deutschland. Somit ist die Gefahr groß, dass die pflegerische Praxis vorgeschriebene Standards in die Tat umsetzt, ohne nach den individuellen Bedürfnissen und Situationen ihrer Klienten und ohne nach den aktuellen wissenschaftlichen Wirkungsbelegen dieser Standards zu fragen. Diese Pflegepraxis nennt man »**eminenzbasierte Pflege**«: Meine individuelle Verantwortung für pflegerische Entscheidungen im Einzelfall meines Klienten weise ich von mir und trete sie an herausragende (lateinisch: »emi-nente«) Vorgesetzte, Lehrbuch-Autoren und Standard-Konferenzen ab. Ich führe ohne eigene Verantwortung lediglich aus, was Eminenzen für richtig erkannten.

Für **evidencebasierte Pflege** ist die Verantwortungsübernahme im individuellen Arbeitsbündnis mit dem einzigartigen Klienten entscheidend – mit anderen Worten: das Verhältnis von interner und externer Evidence, der eigenen Erfahrung in der individuellen Begegnung einer Pflegeperson mit dem Klienten sowie den möglichst vertrauenswürdigen Berichten von den Erfahrungen anderer.[17]

Wie gesagt: Beruflich Pflegende sind weder in Theorie noch in Praxis ihren Eminenzen gegenüber verpflichtet, sondern dem ihnen anvertrauten Menschen mit Pflegebedarf und der Evidence: *»Beim Aufbau interner Evidence, die in der Krise viele Personen nicht ohne Gesprächspartner und manche nicht ohne das Gespräch mit einem Mitglied der Pflege- und Therapieprofession klären können oder wollen, geht es daher nie nur um die Krankheit der Organe, sondern immer um Selbstbestimmung und um Teilhabe der Person…«* [18]. Interne Evidence lässt sich in keiner anderen Form erlernen, als dass sie reflektiert wird.

---

[17] Die Methode Evidence based Nursing wurde maßgeblich am Institut für Gesundheits- und Pflegewissenschaft der Martin-Luther-Universität Halle-Wittenberg 1998 (German Center for Evidence-based Nursing (EBN)) aufgebaut.

[18] Behrens 2019, S. 68

Abbildung 6 stellt grafisch dar, wie es durch externe und interne Evidence zur geplanten und durchgeführten pflegerischen Intervention kommt.

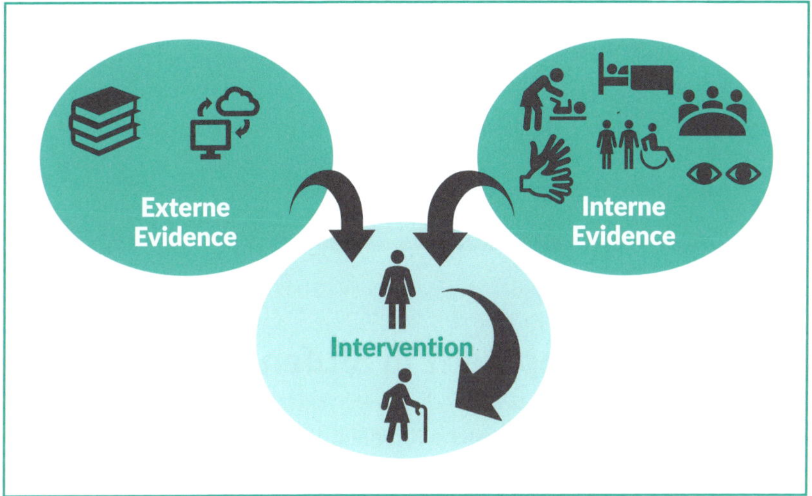

Abb. 6: Interne und externe Evidence ermöglichen pflegerische Intervention.

Erst durch den Aufbau interner Evidence ist die externe Evidence für den Einzelfall nutzbar zu machen[19]. Folgt man der Logik, dass aus der Erfahrung Dritter (externe Evidence) keine Interventionen im Einzelfall ableitbar sind, sondern es des Aufbaus interner Evidence in der Begegnung bedarf, um die Anwendbarkeit und Relevanz für den einzigartigen Patienten oder Klienten (Behrens 2005 und 2019) bestimmen zu können, so kann festgestellt werden, dass es ohne Erfahrung keine gegenstandsbezogene, situationsspezifische Theorie geben kann.

[19] Vgl. Behrens J (2005): Abhören ersetzt nicht Zuhören, Fürsorge nicht Respekt. Soziologie der Pflege als Profession der Unterscheidung von interner und externer Evidence. In: Bollinger H, Gerlach A, Pfadenhauer M (Hrsg): Gesundheitsberufe im Wandel. Soziologische Beobachtungen und Interpretationen, Frankfurt/Main, S. 103-146.

Fragen

- Was ist der Unterschied zwischen interner und externer Evidence im pflegerischen Handeln?
- Was ist der Unterschied von explizitem und implizitem Wissen?
- Welchen Mehrwert kann Kollegiale Fallberatung bei der Analyse von explizitem und implizitem Wissen und externer und interner Evidence beitragen?

2.8 Pflegekompetenz in Stufen

Es ist unterschiedlich, über welche Kanäle und Erfahrungsräume das Wissen und Können generiert werden. Die Entwicklung kompetenten Handelns ist wie beschrieben von vielfältigen Parametern abhängig. Der Erwerb von Wissen und Können erfolgt im besten Falle unaufhörlich und steigert sich im Sinne des lebenslangen Lernens. Mit zunehmendem Kompetenzerwerb erreichen professionell Tätige eine höhere Kompetenzstufe. Patricia Benner[20] zeigte anhand von Aufgabenanalysen, dass zum Erreichen des Niveaus »kompetent Pflegender« zwei bis drei Jahre Berufspraxis notwendig sind. Die von ihr beschriebenen Kompetenzstufen (▸ Abb. 7) veranschaulichen, wie die Kompetenzentwicklung vom Neuling in der Pflegebranche zum Pflegexperten gelingen kann.

Absolventinnen und Absolventen der Pflegeschulen würden zum Zeitpunkt des Berufseintritts vornehmlich der Stufe 2, also den »Fortgeschrittenen Berufsanfängern« zugeordnet[21]. Auf dem Weg vom Neuling zum Pflegeexperten bedarf es eines strukturierten und reflektierten Hinterfragens des eigenen Handelns. Die Kompetenzstufen nach Benner verdeutlichen die

---

[20] Benner P (1984): Stufen zur Pflegekompetenz. From Novice to Expert. Huber, Bern, Göttingen, Toronto. Amerikan. Erstauflage.

[21] Ebd.

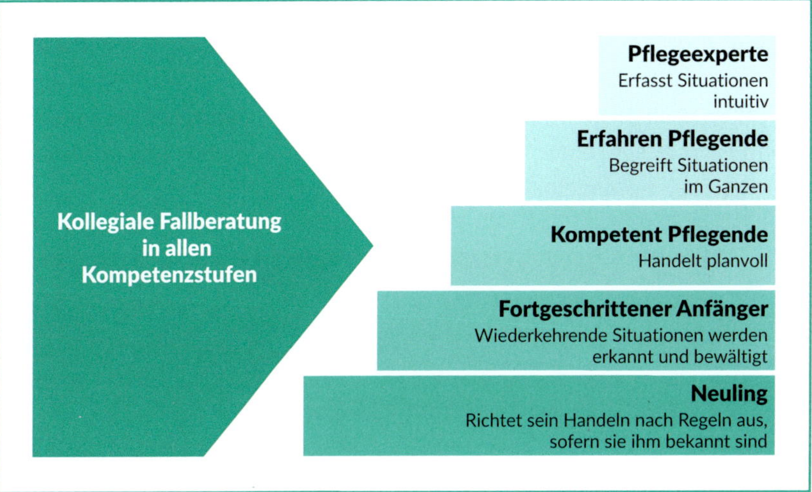

Abb. 7: Kompetenzstufen und Kollegiale Beratung (angelehnt an Benner 1984).

notwendigen Reflexionszyklen. Diese Reflexionszyklen lassen sich mit der Methode der Kollegialen Fallberatung sehr gut steuern und inhaltlich optimieren. Arbeitsprozesse lassen sich im Team der Beratenden analysieren und durch Lösungsstrategien optimieren.

Info

Beruflich Pflegende beraten mit Respekt vor der Autonomie der Lebenspraxis des Klienten. Häufig unterschätzt und vernachlässigt werden hierbei biografische, kulturspezifische und lebenspraktische Eigenheiten der Klienten, aber auch die Reflexion auf die eigene Kompetenzstufe.

Im pflegerischen Alltag, aber auch in der Pflegebildung, bedarf es mehr Arbeitsprozessanalysen zur Identifikation beruflicher Kompetenzen. Bei der Bewältigung von Arbeitsaufgaben und der Lösung beruflicher Problemstellungen kann Kollegiale Fallberatung helfen, um Kompetenzen und Entwicklungsstufen prozess- und kontextbezogen erfassen und reflektieren zu können.

Um pflegerisch professionell handeln zu können, bedarf es neben spezifischem Fachwissen, eines kompetenten Handeln-Könnens und eines kompetenten realen Handelns, der Performanz.

Fragen

- Handeln Pflegende im beruflichen Alltag tatsächlich im Auftrag des Klienten oder folgen beruflich Pflegende häufig anderen Auftraggebern und Standards?
- Welche Handlungen in der pflegerischen Praxis haben Sie nach Ihrer Einschätzung sehr kompetent ausgeführt?
- Bei welchen Pflegehandlungen schätzen Sie sich weniger kompetent ein?
- Bei welchen Pflegehandlungen haben Sie sich nur nach der externen Evidence gerichtet?
- Welche Ihrer pflegerischen Handlungen hätten der reflexiven Nacharbeit bedurft und welche »Fälle« wären zur Kollegialen Beratung geeignet gewesen?
- Haben Sie bewusst bei pflegerischen Handlungen Ihrer Handlungsintention reflektiert?
- Wie schätzen Sie Ihre professionelle Selbsteinschätzungskompetenz ein?
- Welche Situationen sind Ihnen im Kopf geblieben? Warum »laufen« Ihnen diese Situationen nach? Hätten Sie in den Situationen anders handeln können?
- War Ihre Handlungsintention im Sinne Ihres Klienten?

2.9 Transferaufgaben

- Diskutieren Sie: Wird der internen Evidence im pflegerischen Alltag weniger Wert beigemessen als der externen Evidence?
- Welcher Kompetenzstufe würden Sie sich zuordnen?
- Welche Maßnahmen müssten Sie gezielt ergreifen, um zu einer nächst höheren Kompetenzstufe zu gelangen?

Widmen wir uns nun wieder der praktischen Durchführung der Kollegialen Fallberatung und beginnen mit den Überlegungen, welcher Fall, welche Situation für die Kollegiale Fallberatung als geeignet erscheint.

3 Was ist ein Fall?

Eignet sich mein Problem für die Kollegiale Fallberatung?

Info

Ziele des Kapitels:

- Sie können benennen, welche Fälle sich zur Kollegialen Fallberatung eignen und welche nicht.
- Sie wissen, wie sich Fallgeber vorbereiten können, bevor sie einen Fall in eine Beratungsrunde einbringen.

Unter einem Fall wird ein konkretes Handlungsproblem verstanden. Ein zunächst subjektiver Fall eignet sich dann für eine Kollegiale Fallberatung, wenn die falleinbringende Person (Fallgeber) aktiv handelnd war, also nicht nur Beobachter, und den Wunsch und die Bereitschaft verspürt, gemeinsam mit einer Gruppe erneut über den Fall nachzudenken und sich hinsichtlich alternativer Handlungsmöglichkeiten beraten zu lassen. Es können sowohl vergangene Fälle, mit deren Ausgang der Fallgeber unzufrieden ist, als auch aktuelle, noch offene Fälle, für welche der Fallgeber Handlungsoptionen entwickeln möchte, bearbeitet werden.

3.1 Geeignete Themen und Fälle

Geeignete Themen und Fälle sind die, die real erlebt wurden. Die Authentizität wird dadurch hergestellt, dass reale Situationen und Beispiele von Fallgebern eingebracht werden.

Man kann Anliegen bzw. Fälle nehmen, die:

- die Vergangenheit betreffen:
  - »Ich habe Folgendes erlebt, wie kann ich das nächste Mal in so einer Situation besser handeln?«
  - »Wie hätte ich mich besser verhalten können?«
- Grundsätzliches und Gewesenes reflektieren:
  - »Ich wollte schon immer mal klären, ...«
  - »Wie würdet Ihr mich beraten, wie könnte ich handeln?«
- oder zeitlich ganz aktuelle Situationen:
  - »Derzeit erlebe ich dies oder jenes, ich möchte wissen, wie ich mich verhalten kann...«
  - »Auf welche Dinge sollte ich mich vorbereiten?«
- oder prospektiv – also die Zukunft betreffend:
  - »Folgendes Problem, folgende Herausforderung liegt vor mir: ...«
  - »Wie sollte ich mich vorbereiten?«
  - »Ich habe demnächst ein wichtiges Führungsgespräch mit einem Mitarbeiter...«

Fazit **Keine Fiktion**

Für die Kollegiale Fallberatung eignen sich allgemeine Geschehnisse, Praxisprobleme, Situationen und Handlungsherausforderungen.
Ebenso eignen sich Geschehnisse in der Reflexion.
Fälle, die fiktiv oder nur über Hörensagen bekannt sind, können nicht bearbeitet werden.

3.1.1 Drei Beispiele

Setting: Stationäre Gerontopsychiatrie

Pflegerin Martha arbeitet in der gerontopsychiatrischen Abteilung eines Krankenhauses. Sie ist mit der Pflege der 82-jährigen Frau Schöler beauftragt, die an einer ausgeprägten Demenz erkrankt ist. Martha engagiert sich sehr, da ihr Frau Schöler sehr sympathisch ist und sie sich den herausfordernden Verhaltensweisen ihrer Patientin gut gewachsen fühlt. Die Tochter von Frau Schöler kommt täglich zu Besuch und sucht regelmäßig das Gespräch mit Pflegerin Martha. Hierbei äußert sie wiederholend, dass sie mit der Pflege ihrer Mutter unzufrieden ist. »Ständig diese Vernachlässigung meiner Mutter. Immer sitzt sie allein auf dem Flur herum. Sie könnten sich auch mal kümmern! Seit meine Mutter bei Ihnen im Krankenhaus ist, hat sich ihr Zustand katastrophal verschlechtert. Warum machen Sie nichts mit meiner Mutter? Immer wenn Sie im Dienst sind, weint meine Mutter«, sind nur einige Vorwürfe, die die Tochter an Pflegerin Martha richtet. Martha ist wütend. Sie geht der Tochter aus dem Weg, aber das ist auf Dauer keine Lösung. Marthas Frage: »Wie soll ich mich der Tochter gegenüber verhalten, um professionell zu handeln?«

Folgende Beratungsvorschläge wurden genannt:

- Verständnis für die Tochter entwickeln.
- Die Vorwürfe nicht persönlich nehmen.
- Mit der Tochter ein geplantes und strukturiertes Gespräch führen.
- Die Zuständigkeit des Pflegepersonals sollte wechseln.
- Mit der Pflegedienstleitung über das Problem sprechen.
- Der Tochter nicht mehr aus dem Weg gehen und einfach mit Ruhe weiterarbeiten.

In einer zweiten, vertiefenden Beratungsrunde wurde von Pflegerin Martha als Methode die Kopfstandmethode gewählt. Hierbei dürfen von den Beratenden paradoxe und auch widersinnige Interventionen genannt werden, um dem Problem »Luft zu geben«, es zu relativieren und Distanz und Klarheit herzustellen.

Hierbei wurde von den Beratenden genannt:
- Der Tochter die Meinung sagen.
- Kündigen und einen anderen Beruf erlernen.
- Die Tochter anschreien.
- Ihr eine runterhauen.
- Nicht mit ihr reden.
- Sie zum Essen einladen.
- Die Abteilung wechseln.

Martha hat sich im Nachgang der Kollegialen Fallberatung wie folgt entschieden: Sie hat sich genauer mit der Biografie und dem Verhältnis zwischen Mutter und Tochter auseinandergesetzt. Im Anschluss daran bat sie die Tochter zu einem Gespräch. In ruhiger Atmosphäre, ohne Zeitdruck, erklärte sie ihr die Situation. Martha sprach ausführlich davon, wie gut ihr Verhältnis zur Mutter ist. Gleichzeitig konnte die Tochter berichten, wie ihr Gewissen belastet ist, weil die Mutter in einer stationären Pflege lebt.

Nach diesem Gespräch entspannte sich die Situation deutlich. Das Verhältnis zwischen Martha und der Tochter wurde nicht mehr von Vorwürfen überschattet.

Setting: Pflegeschule

Klassenlehrerin Christina schildert in der Kollegialen Fallberatung folgenden Fall: Seit mehr als drei Monaten hat sie Probleme mit Pflegeschülerin Svenja. Svenja geht ihr aus dem Weg. Sie fehlt unentschuldigt, bringt Praxisunterlagen nicht mit, hält Gesprächstermine nicht ein. Beschwerden aus dem Ausbildungsbetrieb erschweren die Problemlage. Christina hat Svenja eigentlich als geeignete und motivierte Schülerin kennengelernt. Was ist passiert? Christina ist ratlos. Alle Versuche, um mit Svenja Kontakt aufzunehmen, sind bislang gescheitert. Christina fragt sich: »Wie soll ich mich verhalten?«

Verlauf und Klärung

Während der Beratungsrunde wurde schon bei der Formulierung der Schlüsselfrage deutlich, dass die Klassenlehrerin sich nicht sicher war, ob sie nun erneut mit der Schülerin Kontakt aufnehmen möchte oder direkt mit dem Ausbildungsbetrieb. Ebenso wurde deutlich, dass nicht klar war, ob die Klassenlehrerin der Pflegeschülerin noch eine faire Chance der Klärung zugesteht. Mit Klärung der Schlüsselfrage kam heraus, dass der Lehrerin das standardisierte Vorgehen innerhalb der Schule nicht bekannt war, wie bei solchen Problemlagen generell verfahren wird.

Der Beratungsprozess war für die Lehrerin sehr erhellend und problemlösend.

Setting: Ambulante Pflege

Pfleger Marco, 28 Jahre alt, arbeitet seit vier Jahren motiviert und engagiert in einem ambulanten Pflegedienst und ist erstmalig mit folgender Situation konfrontiert: Seine Kundin Frau Wöllner, 68 Jahre alt, MS-Patientin, hat Marco bei der Körperpflege bereits zweimal eindeutige sexuelle Angebote gemacht. Sie hat ihn zu sich herangezogen, seine Hände zu intimen Handlungen geführt und ihn an die Hose gefasst. Marco ist entsetzt und überfordert. Eigentlich mag er Frau Wöllner. Er fragt sich, ob er Fehler gemacht hat und zu freundlich war. Seine Frage ans Team: »Wie soll ich mich professionell verhalten?«

Beratungsvorschläge:

- Professionelle Distanz aufbauen.
- Frau Wöllner klare Grenzen zeigen.
- Mit Frau Wöllner geplant sprechen, wenn die Situation nicht durch sexuelle Übergriffe belastet ist.
- Sich bei erfahrenen Kollegen Rat holen.
- Überlegen, was der Anlass für die Übergriffe war.
- Verständnis für Frau Wöllner finden, aber klare Distanz einfordern.
- Ihr sexuelle Dienstleister anbieten.
- usw.

Vor allem fand in dieser Beratung ein ausgiebiges **Sharing** statt. Dabei berichten die Beratenden zum Ende der Sitzung über eigene ähnliche Erfahrung und artikulieren Verständnis für den Fallgeber. (Sie holen den Fallgeber wieder mit ins Boot und erklären, dass er mit seinem Problem nicht allein ist.)

Marco fühlte sich nach der Beratungsrunde sehr verstanden und gestärkt. Die vielfältigen Berichte und Erfahrungen während der Sharingrunde haben ihn fast noch weiter gebracht als die Beratungsvorschläge.

Marco hat sich differenziert mit dem Problem auseinandergesetzt. Er hat sich ein Herz gefasst und beim nächsten Pflegebesuch zu Frau Wöllner gesagt: »Frau Wöllner, ich schätze Sie sehr und möchte Sie gerne auch weiterhin pflegen. Aber Ihre intimen Angebote verunsichern mich sehr und würden eine weitere Zusammenarbeit unmöglich machen.« Frau Wöllner brach in Tränen aus. Sie entschuldigte sich bei Marco und sagte: »Mit mir sind die Pferde durchgegangen. Bitte entschuldigen Sie. Wie kann ich das wieder gut machen?«

Im Verlauf der weiteren Pflege kam es gelegentlich für Marco wieder zu verunsichernden Situationen. Marco gewöhnte sich sprachliche Muster und eindeutige nonverbale Signale an, mit denen er zeigt, dass er sich abgrenzt. Er reflektierte sein Verhalten erneut in Kollegialen Beratungsrunden. Die Pflegebeziehung zu Frau Wöllner verlief zunehmend konfliktfrei und harmonisch. Marco berichtete, wie sehr er an dieser Situation beruflich gewachsen war.

3.2 Soll ich meinen Fall einbringen?

Die Überlegung, ob »mein Fall« für eine Kollegiale Beratung geeignet ist, ist normal und relativ häufig. Häufig beginnen die Sitzungen so, dass der Fallgeber mit den Sätzen beginnt: »Also ich habe da einen Fall...« – »Ich weiß nicht, ob er sich eignet, um hier besprochen zu werden ...« – »Ich bin unsicher, ob ich mein Problem vortragen soll...«.

Es kommt regelmäßig vor, dass Teilnehmende daran zweifeln, ob ihr Thema für die Kollegiale Beratung geeignet ist. Sie sind unsicher, ob sie ihr Problem als Fall einbringen sollen, weil es ihnen zu unbedeutend oder nebensächlich oder zu komplex und verworren oder anders unpassend erscheint. Von daher halten sie ihren Beratungswunsch manchmal zurück.

Gibt es Zweifel darüber, ob das Anliegen angemessen ist oder nicht, sollten Fallgeber, Moderator und die Gruppe im Vorfeld einer jeden Beratung entscheiden, ob sie den Fall für geeignet halten oder nicht. Wenn die Gruppe nach der Diskussion und Meinungsbildung über das Anliegen zu dem Urteil kommt, dass der Fall ungeeignet ist und die Möglichkeit der Kollegialen Beratung übersteigt, sollte sie sich für einen anderen Fall entscheiden. Falls der Beratungsprozess bereits läuft und sich herausstellt, dass das Problem für die Kollegiale Fallberatung ungeeignet ist, sollten die Berater und der Moderator die Fortführung der Beratung ablehnen, den Prozess abbrechen und ggf. einen externen Berater hinzuziehen.

Info

Im Vorfeld der Beratung wird gemeinsam entschieden, ob der Fall sich eignet und bearbeitet werden soll. Stellt sich ein Fall während der Beratung als ungeeignet heraus, so sollte abgebrochen werden. Ggf. wird ein externer Berater hinzugezogen.

3.3 Ungeeignete Themen und Fälle

Info

Nicht alle Themen und Fälle sind für die Kollegiale Beratung geeignet. Klären Sie im Vorfeld der Beratungsrunde, ob es sich um einen geeigneten Fall handelt, sonst werden Sie während der Sitzung unangenehm überrascht.

Ungeeignete Fälle:

1. Der Fallgeber möchte seinen Arbeitsplatz wechseln. Die Berater, die ja Kollegen sind, befinden sich in einem Loyalitätskonflikt. Hier sollte sich

der Fallgeber besser ein individuelles Coaching von einer unabhängigen Person einholen.

2. Alle Berater sind gleichermaßen mit der Unternehmens- oder Führungsstrategie unzufrieden. Hier fehlt die typische Fallsituation eines Mitarbeitenden. Die Situation eignet sich nicht für die Kollegiale Fallberatung. Besser wäre hier eine externe Moderation oder Beratung.
3. Der Fallgeber hat einen Konflikt mit Mitarbeitenden oder alle Teilnehmenden haben einen Konflikt im Team. Die Kollegiale Fallberatung eignet sich nicht als Instrument zur Konfliktlösung. Hier sollte das klassische Konfliktmanagement greifen.
4. Das Nacharbeiten von bereits gelösten Problemen, bei denen bereits ein anderer, nicht beteiligter Mitarbeitender eine Problemlösung praktiziert hat, eignet sich auch nicht als geeigneter Fall. Hierbei kann es zu »Besserwisserei« oder »Schlechtreden« der gelösten Problemlösungsstrategie kommen.
5. Der Fallgeber möchte ein privates Problem im kollegialen Beratungsteam klären lassen.

3.3.1 Drei Beispiele

Setting: Ambulante Pflege

Pflegerin Simone ist seit langen im Pflegedienst »Pflege-Daheim« unzufrieden. Ständig muss sie einspringen. Die Leitung des Pflegedienstes lobt nicht und teilt sie ungefragt zu Wochenenddiensten ein. Zu den Kolleginnen und Kollegen hat Simone ein gutes Verhältnis. Da erhält Simone von einem anderen Pflegedienst ein unschlagbares Arbeitsangebot: höherer Verdienst, geregelte Arbeitszeiten und einen Dienstwagen zur privaten Nutzung. Simone überlegt: »Was soll ich tun? Soll ich den Arbeitgeber wechseln? Wenn nur meine netten Kolleginnen und Kollegen nicht wären, auf die ich dann verzichten müsste.«

Diese Situation eignet sich nicht für eine Kollegiale Fallberatung, da im Zentrum eine individuelle Karriereplanung bzw. ein beruflicher Arbeitsplatzwechsel steht. Simone würde die Beratenden in einen Loyalitätskonflikt bringen. Hier würde sich ein persönliches und privates Coaching eher als Methode anbieten.

Die Kollegiale Fallberatung wäre auch dann nicht die richtige Beratungsmethode, wenn alle Mitarbeitenden vom gleichen Problem betroffen wären. Dann wäre eine andere Beratungsmethode, wie z.B. das Coaching oder die Supervision, zu wählen.

Setting: Stationäre Altenhilfe

Mara möchte an der nächsten geplanten Kollegialen Fallberatung teilnehmen und überlegt, ob sie folgendes Thema als Fall einbringen soll: Vor zwei Wochen hat sie miterlebt, wie sich ihr Kollege Klaus in einem Teamkonflikt verhalten hat. Klaus hat bei einer Übergabe alle Kolleginnen zur Rede gestellt und einer Kollegin die Schuld gegeben. Mara war empört und hat Partei ergriffen. Sie denkt: »Ständig spielt sich dieser Klaus im Team auf und gibt den anderen die Schuld. Auch wenn die anderen nichts sagen, damit bin ich noch lange nicht einverstanden.«

Dieser Konflikt eignet sich nicht für eine Kollegiale Fallberatung. Hier müsste das klassische Konfliktmanagement greifen. Der Konflikt müsste zwischen den beteiligten Personen Mara und Klaus ausgetragen werden. Kollegiale Fallberatung ist aber keine Konfliktlösungsmethode.

Setting: Krankenhaus

Dominik arbeitet als Pfleger in einer orthopädischen Abteilung eines Krankenhauses und hat von folgender Situation gehört: Während einer Arztvisite soll seine Kollegin Nicole ihn denunziert haben. Angeblich hat sie dem behandelnden Arzt vor dem Patienten gesagt, dass ihr Kollege Dominik vergessen habe, die Drainagen zu wechseln. Dominik ist empört. Erstens hatte er zu besagtem Zeitpunkt keinen Dienst und zweitens hat er seit einiger Zeit das Gefühl, dass seine Kollegin Nicole eifersüchtig ist, da er eine neue Freundin hat.

Auch hier müsste primär der Konflikt zwischen den beteiligten Personen geklärt werden. Es wäre nicht hilfreich, wenn beratende »Dritte« sich über den Konflikt ausließen. Vielmehr wäre es zerstörerisch und würde den Konflikt verschlimmern.

Fazit **Kollegiale Fallberatung ist zur Konfliktlösung ungeeignet**

Konflikte sollten nicht durch Dritte und ggf. ohne die beteiligten Personen besprochen werden. Hier müssen die Methoden des klassischen Konfliktmanagements greifen.

Es ist auch ungünstig, wenn einer der Berater direkt in die Fallsituation eingebunden ist. Kollegiale Fallberatung kann eine professionelle externe Beratung nicht ersetzen, höchstens ergänzen.

3.4 Tipps zur Vorbereitung des Fallgebers

Der Fallgeber sollte den Fall, den er einbringen möchte, für sich selbst strukturieren.

Hier zwei Beispiele:

- »Ich soll ein neues Dienstplanprogramm im Team implementieren. Ich befürchte, das kommt nicht gut an. Wie kann ich vorgehen, damit alle Mitarbeitenden dies mit Motivation unterstützen?«
- »Ich habe als Praxisanleiterin Probleme mit einer Pflegeschülerin wegen Fehlzeiten und Zuverlässigkeit. Gleichzeitig halte ich sie aber für den Beruf geeignet. Wie sollte ich vorgehen, damit die Schülerin wieder mit Engagement bei der Ausbildung mitwirkt?«

Wichtig wäre bei beiden Beispielen, dass der Fallgeber gut vorbereitet und strukturiert erklärt, welche Schritte im Vorfeld unternommen wurden, wie sich die Situation genau darstellt und welche Ressourcen nutzbar wären.

Fragen

- Welche Fragen haben Sie, bevor Sie als Fallgeber einen Fall in die Kollegiale Fallberatung einbringen würden?
- Wie würden Sie sich auf die Kollegiale Fallberatung vorbereiten?

Der Fallgeber klärt im Vorfeld der Kollegialen Fallberatung für sich Fragen und bearbeitet Hinweise:

1. Formulieren Sie Ihr Problem möglichst konkret in einem Satz.
2. Fertigen Sie ggf. eine Skizze an, um den Sachverhalt zu verdeutlichen.
3. Beschreiben Sie konkret Ihr Ziel – Was wünschen Sie sich von der Beratung?
4. Formulieren Sie den wichtigsten Aspekt Ihres Problems.
5. Wen außer Ihnen betrifft das Problem noch?
6. Wer ist für die Lösung des Problems verantwortlich?
7. Was haben Sie bisher zur Problemlösung unternommen?
8. Was waren bislang die Ergebnisse?
9. Welche Herausforderungen und Hindernisse mussten Sie überwinden?
10. Welche Personen und andere Ressourcen stehen Ihnen zur Verfügung?
11. Welche Methode wünschen Sie sich für die Beratung?
12. Bereiten Sie sich strukturell auf das Feedback vor, das Sie den Beratenden geben werden.

3.5 Transferaufgaben

Überlegen Sie:

- Was sind typische Themen/Fälle, die sich für die Kollegiale Beratung eignen?
- Welchen Themen eignen sich für die Fallbesprechung oder Teamsitzung?
- Welche Fälle eignen sich nicht für eine Kollegiale Fallberatung? Suchen und beschreiben Sie nicht geeignete Fälle mit folgenden Kennzeichen:
  - Alle Teilnehmenden sind gleichermaßen vom Problem betroffen.
  - Es gibt Konflikte zwischen den Teilnehmenden.
  - Im Beratungsprozess geht es um eine persönliche oder private Fragestellung (Loyalitätskonflikt).
  - Es gibt schon eine stimmige Lösung für einen abgearbeiteten Fall.

4 Rollen

Wie funktioniert die Kollegiale Fallberatung?

Info

Ziele des Kapitels:

- Sie kennen die Rollen und Aufgaben der einzelnen Teilnehmenden der Kollegialen Fallberatung.
- Sie gewinnen eine Vorstellung davon, wie die verschiedenen Rollen besetzt werden sollen und wie die Akteure miteinander agieren.

Bei der Kollegialen Fallberatung verteilt man grundsätzlich mindestens vier Rollen:

1. Fallgeber,
2. Moderator,
3. Berater und
4. Sekretär und ggf. die Prozessbeobachtung.

Während Fallgeber, Moderator und Sekretär jeweils eine Person sind, können die Berater aus einem Team von bis zu sechs Personen bestehen.

Die Rollenverteilung sollte in den Fallberatungen nicht starr beibehalten werden, sondern die Teilnehmenden sollten die Rollen wechseln.

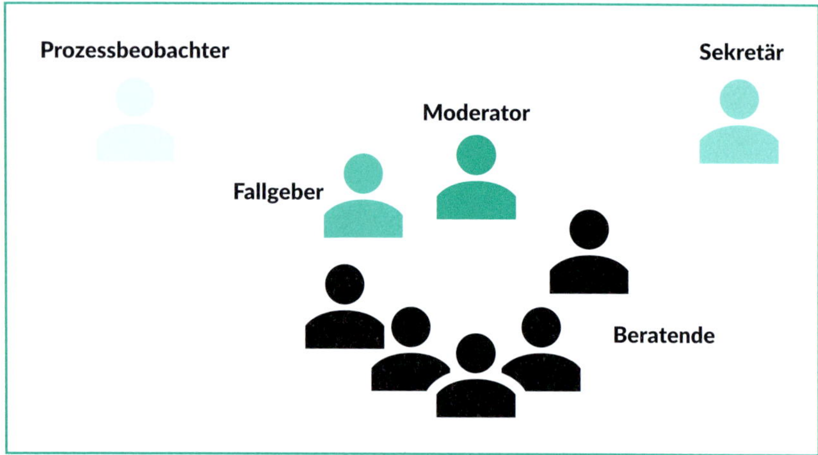

Abb. 8: Rollen in der Kollegialen Fallberatung.

4.1 Fallgeber

Der Fallgeber stellt der Runde eine aktuelle Praxissituation, ein Problem bzw. einen Fall vor. Er schildert seine Perspektive und gibt wichtige Informationen, die zum Verständnis der Situation bzw. des Falls beitragen. Der Fallgeber formuliert eine Schlüsselfrage, die sein aktuelles Anliegen widerspiegelt und schlägt in der folgenden Phase eine Methode zur Bearbeitung seiner Fragestellung vor.

Es ist wichtig, dass die Berater den Fallgeber akzeptieren. Sie dürfen den Fallgeber nicht stigmatisieren, auch wenn ihnen das beschriebene Problem banal oder albern vorkommen mag.

4.2 Moderator

Der Moderator:

- leitet die Gruppe durch die Phasen der Kollegialen Beratung an,
- unterstützt den Fallgeber durch klärende Fragen darin, sein Thema zu entfalten,

- achtet darauf, dass die Autonomie des Fallgebers gewahrt bleibt und die übrigen Teilnehmer respektvoll mit ihm umgehen,
- bündelt Gesagtes und strukturiert hilfreiche Aussagen.

Der Moderator schützt hierbei auch die Beratergruppe. Er muss erkennen, ob der Fallgeber ein konkretes Anliegen, eine konkrete Fragestellung bzw. einen Wunsch an die Berater stellt. Es frustriert jede Beratergruppe, wenn sie ohne konkretes Anliegen oder für ein bereits gelöstes Problem engagiert werden soll. Der Moderator achtet darauf, dass alle Berater ihre Beiträge deutlich als Angebot präsentieren. Der Moderator fungiert vor allem als »Anwalt« für wertschätzendes und lösungsorientiertes Vorgehen. Er sollte wertende Beiträge oder belehrende Ratschläge unterbinden. Ein wesentlicher Erfolgsfaktor für die Kollegiale Fallberatung ist die Professionalität und Neutralität des Moderators und seine Fähigkeit, ein Klima der konstruktiven Kritik bei gegenseitiger Wertschätzung zu gestalten.

Tipp

Bei einer in der Kollegialen Beratung erfahrenen Gruppe kann der Fallgeber für die Dauer der Beratung unter den Anwesenden einen Moderator auswählen. Dadurch wird sichergestellt, dass die Chemie zwischen dem Fallgeber und der Moderation stimmt. Natürlich muss sich der Moderator mit der Wahl einverstanden erklären. Sollten die Berater vom Thema abschweifen oder unsachlich werden, kann der Moderator fragen: »Wofür ist diese Frage oder der Beitrag hilfreich?«

Der Moderator muss sich während der Beratung an die Moderationsrolle halten. Er darf nicht als profilierter Berater oder Fallgeber agieren. Ansonsten besteht die Gefahr, dass die Fallschilderung an dieser Stelle interpretiert wird oder die Schlüsselfrage sich nicht auf das Anliegen des Fallgebers bezieht. Der Moderator ist in erster Linie für die Einhaltung des Schemas durch die Teilnehmenden zuständig. Außerdem hilft er dem Fallgeber bei der Formulierung einer Fragestellung.

Nur wenn der Moderator und das Team das Schema sicher anwenden können und der Meinung ist, die Gruppe laufe gut, kann er sich auch an der Befragung, den Hypothesen oder Eindrücken und Lösungsvorschlägen beteiligen. Er sollte dabei sicher sein, dass die Gruppe seine Meinung als völlig gleichberechtigt auffasst (kollegial) und nicht als bessere Aussage. Falls die einzelnen Phasen nicht gut in Gang kommen, kann der Moderator durch besonders polarisierende Hypothesen oder Lösungsvorschläge die Kreativität der Berater beflügeln.

Die Attraktivität eines eingebrachten Falls kann dazu führen, dass sich die Berater sehr mit dem Fall identifizieren und ungefragt eigene ähnliche Erlebnisse erläutern oder ihren Wissenshunger stillen möchten. Hier sollte der Moderator steuernd eingreifen. Er muss sicherstellen, dass die einzelnen Phasen und Zeiten im Prozess eingehalten werden. Die Struktur versteht sich als Orientierungshilfe und ist wesentlich für den gelingenden Beratungsprozess.

4.3 Berater

Berater sind die übrigen Teilnehmer. Sie nehmen bewusst die Rolle der Berater ein und lassen sich durch den Moderator für die Dauer der Kollegialen Beratung anleiten. Sie hören dem Fallgeber aufmerksam zu, stellen an der passenden Stelle Verständnisfragen und äußern in der Beratungsphase ihre Ideen und Perspektiven.

4.4 Sekretär

Ein Teilnehmender wird zum Sekretär für die Beratungsphase, insbesondere für die Phase fünf. Er unterstützt den Fallgeber, indem er für ihn die Ideen der Berater mitschreibt. Wichtig ist, dass der Sekretär möglichst die original gesprochenen Worte und Tipps mitschreibt (wörtliche Rede). Der Sekretär sollte das Gehörte nicht verfremden oder mit eigenen Gedanken und Ideen anpassen. Die Fallgeber sind häufig durch die Fülle von Beratungstipps und

Ideen überrascht und überfordert. Hierbei helfen das Mitschreiben und Visualisieren des Sekretärs sehr.

4.5 Prozessbeobachter

Solange sich ein Team in der Übung zur Kollegialen Beratung befindet, sollte eine Person die Rolle des Prozessbeobachters einnehmen. Der Prozessbeobachter beobachtet stumm den Prozess, gibt Feedback zum Prozessablauf und zu Ergebnissen aus seiner distanzierten Perspektive.

Der Prozessbeobachter sitzt außerhalt der Beratungsrunde und beobachtet das Geschehen, ohne einzugreifen. Er beschreibt den Beratungsprozess erst zum Ende der Sitzung so, wie er abgelaufen ist. Hierbei bewertet er die Prozesse und das Gesagte nicht, sondern beschreibt sachlich das Verhalten der Beteiligten. Interessant sein können zum Beispiel die Anzahl der Redebeiträge, Reaktionen, Prozessverlauf und Auffälliges.

Info

Die Kollegiale Fallberatung wird nur dann produktiv, wenn jede Rolle kompetent ausgeführt wird und die Teilnehmenden sich gegenseitig, ohne Hierarchie, beraten. Moderator und Berater achten immer auf die essenzielle Kernfrage, sprich: die Schlüsselfrage in der Beratung. Der Moderator nimmt selbst nicht an der Beratung teil. Ein Prozessbeobachter ist hilfreich, wenn die Teilnehmenden noch unerfahren in der Kollegialen Beratung sind.

Die Teilnehmenden sollten die Rollen in der Kollegialen Fallberatung bei anschließenden Sitzungen wechseln.

Die Beiträge der Berater sind Vorschläge für den Fallgeber. Er muss allerdings neben seinem konkreten Fall auch den Wunsch nach Lösung haben! Wenn er keinen Handlungswunsch verspürt oder kein Interesse an neuen

Perspektiven hat, wird die Fallberatung allerdings erfolglos verlaufen. Auch für die übrigen Teilnehmer der Beratung wird kein Gewinn abfallen, da ein unmotivierter Fallgeber seinen Fall nicht sehr detailliert und umfassend vorstellen bzw. auf Fragen antworten wird.

4.6 Transferaufgaben

- Beschreiben Sie: Woran erkennen Sie ein ausreichendes und ernstgemeintes Interesse des Fallgebers an der Beratung?
- Begründen Sie: Warum sollten die Teilnehmenden in weiteren Kollegialen Fallberatungen die Rollen wechseln?
- Erklären Sie Ihren Mitarbeitenden die verschiedenen Rollen der Kollegialen Fallberatung, die die Teilnehmenden einnehmen sollen.

5 Phasen und Ablauf

Warum folgt die Kollegiale Fallberatung einer vorgegebenen Ablaufstruktur?

Info

Ziele des Kapitels:

- Sie können die Ablaufstruktur einer Kollegialen Fallberatung in sechs/neun Phasen erklären.
- Sie können eine Kollegiale Fallberatung planen, durchführen und evaluieren.
- Sie können die Phasen einer Kollegialen Fallberatung anhand eines Ablaufschemas praktisch anwenden.

Es gibt eine Vielzahl an konzeptuellen Varianten der Kollegialen Fallberatung. Die Anzahl und methodische Ausgestaltung der einzelnen Phasen variieren dabei stark. Wichtig ist, dass dem Beraterteam der Ablauf und die vereinbarten Phasen bekannt sind.

Ich stelle Ihnen sechs bzw. neun Phasen der Kollegialen Fallberatung vor. Das Schema sollte nicht spontan verändert werden. Das Schema in neun Phasen hat sich als nützlich erwiesen, auch wenn es für die Teilnehmenden zunächst schwierig ist, sich an die strengen Vorgaben zu halten. Es schützt alle Teilnehmenden bei jeder Sitzung davor, den Ablauf ständig neu erklären zu müssen.

5.1 Sechs Phasen und Ablauf

Die Kollegiale Fallberatung in der Gruppe folgt üblicherweise der groben Struktur in sechs Phasen:

1. Casting
2. Spontanerzählung
3. Schlüsselfrage
4. Methodenwahl
5. Beratung
6. Abschluss

Der Ablauf der Kollegialen Fallberatung sollte allen Teilnehmenden vor der ersten Beratungsrunde bekannt sein. Abbildung 9 stellt die sechs Phasen mit den wesentlichen Fragen der Strukturfolge dar.

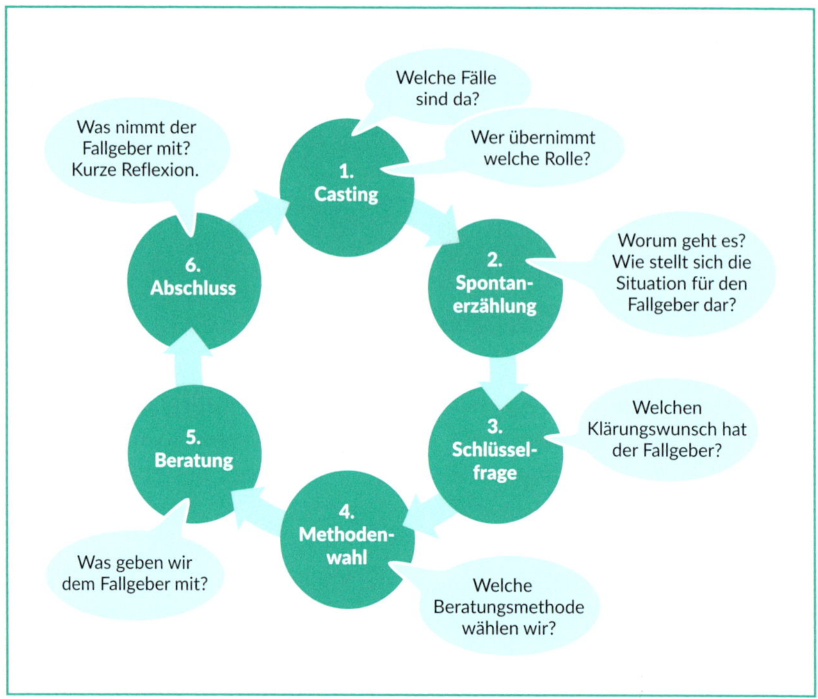

Abb. 9: Sechs Phasen und Ablauf der Kollegialen Fallberatung.

Die Phasen und der Ablauf der Kollegialen Fallberatung sind ziel- und ergebnisorientiert. Ziel und Ergebnis sind die Reflexion und die Lösungsvorschläge. In kurzer Zeit wird eine Vielzahl von Beratungsmehrwerten generiert. Das Schema fördert die Transparenz des Beratungsprozesses. Es unterstützt dadurch auch die Autonomie und Verantwortung der einzelnen Personen im Beratungsprozess. Durch das Schema wird die Komplexität des Beratungsprozesses reduziert. Der gesamte Ablauf wird in überschaubare Phasen aufgeteilt.

Das im nächsten Kapitel aufgeführte Ablaufschema ist in neun Phasen strukturiert und eignet sich zum Erlernen der Kollegialen Fallberatung und als Handout. Die Struktur in neun Phasen differenziert die Beratungs- und Abschlussphasen.

5.2 Ablaufschema in neun Phasen

Das folgende Ablaufschema zur Kollegialen Fallberatung in neun Phasen hilft beim Lernen und sollte beim praktischen Einüben eingehalten werden. Es kann und sollte anfangs in die Beratungsrunde mitgenommen werden, damit sich alle beteiligten Personen an den Phasen orientieren können. Ein Blick auf das Blatt hilft, um sich in der Struktur zu orientieren. Das Einüben der Kollegialen Fallberatung sollte nach einer geplanten Implementierung stattfinden (▶ Kap. 7).

Bei wiederholter Kollegialer Fallberatung erfolgt zu Beginn ggf. eine Blitzlichtrunde. In der Blitzlichtrunde werden Unerledigtes vom letzten Mal, Störungen, Befindlichkeiten, Nichtgeklärtes besprochen, bevor ein neuer Fall eingebracht wird.

So könnte etwa in einer Blitzlichtrunde berichtet werden, wie und ob die letzten Beratungsideen umgesetzt wurden und wie erfolgreich sie waren. Es kann und sollte über Unvorhergesehenes berichtet werden, außerdem über Dinge, die die Beratungsrunde hat bewirken können.

So zeigt sich zum Beispiel während der Blitzlichtrunden häufig eine große positive Resonanz zu durchgeführten Fallberatungen. Dies motiviert die Teilnehmenden zum Weitermachen.

Zu den Phasen:

1. In der **Castingphase** wird geklärt, welche Fälle vorliegen, welcher Fall ausgewählt wird, wer welche Rolle übernimmt (5–9 Personen): Moderator, Fallgeber, Berater. Wenn die Kollegiale Fallberatung als Übung oder in der Lehre erfolgt, sollten die Rollen »Sekretär« und »Prozessbeobachter« auch besetzt werden. Alle Teilnehmenden positionieren sich entsprechend ihrer Rollen in oder außerhalb (Sekretär und Prozessbeobachter) der Beratungsrunde im Raum (offene Bestuhlung in Kreisform, ohne Tische). Der Moderator besetzt die Rollen und informiert über die Zeitvereinbarung.
2. Nach der Castingrunde erfolgt die **Fallvorstellung** in Form einer Spontanerzählung. Der Fallgeber berichtet über seinen Fall bzw. die Problemsituation. Der Moderator achtet hierbei darauf, dass der Fallgeber den Fall und die Problemlage ungestört vorstellen kann. Er lässt während dieser Phase noch keine Fragen zu.
3. In Phase drei können die Beratenden **Verständnisfragen** an den Fallgeber richten. Diese Phase ist sehr wichtig, damit die Schlüsselfrage vom Fallgeber konkret und spezifisch formuliert werden kann. In dieser Phase findet häufig eine erste Klärung für den Fallgeber statt, da durch die detaillierten Fragen der Berater Denkblockaden oder Zusammenhänge deutlich werden. Wichtig ist, dass der Moderator keine offene oder versteckte Kritik und auch keine Diskussion über den Fall zulässt. Nur Verständnisfragen sind zulässig. Bei der Konkretisierung der Schlüsselfrage bedarf der Fallgeber häufig der Unterstützung durch den Moderator. Dies sollte den Fallgebern zu Beginn einer Beratungsrunde bekannt sein, damit der Fallgeber sich auf die unterstützende Moderation einlassen kann und dies nicht als eigene Schwäche verbucht. Der Sekretär schreibt die Schlüsselfrage gut lesbar an ein Flipchart.
4. Die **Wahl der Methoden** erfolgt in Phase vier durch den Fallgeber. Der Moderator sollte die Methode auf jeden Fall beherrschen und zur Eignung und zum Methodenablauf beraten können.

5. Die Phase fünf hat zum Ziel, dem Fallgeber **Verständnis** zu zeigen. Die Berater geben ein Blitzlicht ihrer Eindrücke. Sie formulieren, welche Gefühle, inneren Bilder, körperlichen Reaktionen sie beim Zuhören und auch in den Reaktionen des Fallgebers wahrgenommen haben. Diese Phase dient der Einordnung der emotionalen Befindlichkeit, die der Fallgeber ausstrahlt und das Wahrgenommene sollte verständnisgebend formuliert werden. Jede Beraterin benennt ein bis zwei wichtige Aussagen des Fallgebers und formuliert Lösungsideen oder übernimmt Rollen und Themen aus dem Fall (z. B. Erwartungen, Wünsche, Ängste, Beziehungserleben). Der Moderator skizziert und erklärt die Rollen im beschriebenen Fall und moderiert das Blitzlicht. Er moderiert, fasst zusammen, fragt nach, fokussiert und achtet auf die Zeit.
6. Dann erfolgt in Phase sechs **die eigentliche Beratung** nach der vom Fallgeber gewünschten Methode. Hierzu rückt der Fallgeber mit dem Stuhl aus dem Kreis und hört nur noch zu. Während der Beratungsphase greift der Fallgeber nicht in die Beratung ein. Der Moderator sorgt dafür, dass alle Berater gleichermaßen beteiligt sind. Er steuert die Beratungsrunde, wiederholt Ideen, achtet auf die Zeit und sammelt alle Lösungsvorschläge.
7. In der Phase der **Rückmeldung und Präzisierung** kehrt der Fallgeber mit seinem Stuhl zurück in die Beratungsrunde. Er gibt Rückmeldungen zu den Vorschlägen, die die Berater gemacht haben. Der Fallgeber sagt, was ihn am meisten angesprochen hat und entscheidet, woran die Gruppe ggf. weiterarbeiten sollte. Wenn vom Fallgeber gewünscht, könnte sich hier die Beratungsrunde wiederholen und die Beratung präzisiert werden. Dies würde der Moderator steuern.
8. Die **Abschlussrunde** folgt, der Fallgeber zieht Resümee. Er benennt und bewertet die Lösungsidee und reflektiert sein eigenes zurückliegendes Verhalten, bezogen auf den Fall. Der Fallgeber beschreibt nun sein geplantes Verhalten und bewertet die Effektivität der Beratungsrunde.
9. Die **Sharingrunde** ist dafür da, um den Fallgeber emotional (wieder) ins Boot zu holen und ihn nicht stigmatisiert, als schwach und lösungssuchend, aus der Runde zu entlassen. Jeder Berater schildert eine Situation, in der er in einer ähnlichen Situation war. Der Moderator achtet auf die Zeit, lobt, fasst zusammen und gibt einen Ausblick auf die nächste Kollegiale Fallberatung.

Tab. 1: Handout Ablaufschema Kollegiale Fallberatung*

Phase	Zeit	Fallgeber
1. Casting	5	s.o.
2. Fallvorstellung/ Problemsituation Spontanerzählen	5-10	Berichtet den Fall, stellt Problem dar
3. Verständnisfragen/ Schlüsselfrage	10	Beantwortet die Fragen Formuliert seine Fragen und Anliegen Formuliert seine Schlüsselfrage
4. Methodenwahl	5	Wünscht sich eine Methode
5. Verständnis geben Blitzlicht vor der Beratung	10	Hört zu
6. Beratung, Hypothesen, Impulse, Lösungsvorschläge und Empfehlungen	5	Rückt mit dem Stuhl aus dem Kreis. Hört zu. Nimmt auf.
7. Rückmeldung, Präzisierung	5	Kommt in den Kreis zurück. Gibt Rückmeldungen zu den Vorschlägen »Was spricht mich am meisten an«, entscheidet, woran die Gruppe weiterarbeiten sollte
8. Abschluss	5	Zieht Resümee, benennt und bewertet die Lösungsidee, reflektiert eigenes Verhalten
9. Sharing		Hört zu

* In Anlehnung an Tietze KO (2008): Kollegiale Beratung – Problemlösungen gemeinsam entwickeln (3. Auf

	Berater	Moderator
	s.o.	Besetzt die Rollen s.o. Zeitvereinbarung
	Hören zu	Achtet auf ungestörte Fallvorstellung und lässt zunächst keine Fragen zu
	Stellen Verständnisfragen Keine offene und versteckte Kritik Keine Diskussion über den Fall	Lässt nur Verständnisfragen zu Moderiert und konkretisiert Schlüsselfrage Sekretär schreibt die Schlüsselfrage gut lesbar an die Filpchart
	Schlagen Methoden vor	berät
	Blitzlicht der Eindrücke: »Welche Gefühle, innere Bilder, körperliche Reaktionen habe ich als Berater beim Zuhören bei mir wahrgenommen?« - »Was habe ich äußerlich bei dem Fallgeber wahrgenommen (Gestik, Mimik, Ausdruck, Stimme etc.)?« Jede Beraterin benennt ein bis zwei wichtige Aussagen. Formulieren von Lösungsideen. Übernehmen von Rollen und Themen aus dem Fall (zu Erwartungen, Wünsche, Ängste, Beziehungserleben, beraten.	Skizziert Rollen Moderiert das Blitzlicht Fasst zusammen, fragt nach, fokussiert, achtet auf die Zeit
	Äußern mögliche Entwicklungen, Hypothesen, formulieren Vorschläge, suchen nach alternativen Vorschlägen: »Ich an deiner Stelle würde…«	Beteiligt alle Berater, steuert und achtet auf die Zeit Sammelt alle Lösungsvorschläge
	Berater hören zu und arbeiten strukturiert weiter präzisieren Lösungsvorschläge	Steuert
	Hören zu	Achtet auf die Zeit Lobt, fasst zusammen Abschluss und Ausblick auf nächste Kollegiale Fallberatung
	Jedes Mitglied schildert eine Situation, in der er/sie in einer ähnlichen Situation war	Steuert Fasst zusammen und schließt ab

nbek.

5

Sollten die Rollen »Sekretär« und »Prozessbeobachter« besetzt gewesen sein, so können diese optional zum Ende der Beratungsrunde wie folgt Feedback geben:

- Der Sekretär hält einen Ergebnisvortrag und gibt seine Aufzeichnungen dem Fallgeber.
- Die Prozessbeobachter reflektieren und geben Feedback nach einer strukturierten Feedbackmethode.
- Alle Beteiligten reflektieren strukturiert.

Es ist sinnvoll, die Zeit einzuhalten, damit die Kollegiale Fallberatungssitzung nicht den Rahmen sprengt. Allerdings kommt es auf zwei bis drei Minuten mehr oder weniger pro Phase nicht an. Es liegt im Ermessen des jeweiligen Moderators, dies situationsangemessen zu entscheiden.

Info
Der Wert und Nutzen einer Kollegialen Fallberatung hängt maßgeblich von der Einhaltung der vorgegebenen Strukturierung der Beratungssitzung ab.

5.3 Formulierung der Schlüsselfrage

Das Formulieren der Schlüsselfrage stellt einen wesentlichen und häufig neuralgischen Punkt während der Kollegialen Fallberatung dar. Der Fallgeber ist sich häufig nicht bewusst, was genau der Beratungsinhalt sein soll. Auf welches Handeln sollen die Berater genau fokussieren? Häufig wird dem Fallgeber erst durch die konkrete Formulierung der Schlüsselfrage bewusst, in welche Probleme und Gedanken er sich verstrickt hat. Durch die konkrete Formulierung der Schlüsselfrage findet daher bereits eine erste Strukturierung und Analyse der Problemlage statt.

Info

Mögliche Formulierungen für eine gute Schlüsselfrage, die sich an die Berater richtet und sich auf veränderbares Verhalten oder Erlebtes des Fallgebers bezieht:

- »Was kann ich dafür tun, dass ...?«
- »Wie kann ich erreichen/verhindern, dass ...?«
- »Was muss ich verändern, damit ...?«

5.4 Feedback-Regeln

Die Teilnehmenden an der Kollegialen Fallberatung müssen sich gegenseitig Feedback geben. Grundlegende Feedback-Regeln sollten beachtet werden:

- Das Feedback wird so vorgetragen, dass es für den Feedback-Nehmenden annehmbar und am besten positiv erlebbar ist.
- Im Feedback werden möglichst konkrete Verhaltensweisen beschrieben, nicht vermeintliche Eigenschaften.
- Der Feedbackgeber beschreibt, was das erlebte Verhalten in ihm bewegt hat.
- Feedback wird sowohl für störendes als auch für hilfreiches Verhalten gegeben.
- Die feedbacknehmende Person denkt über das Gehörte nach. Sie hat die Freiheit, Feedback zu akzeptieren oder auch abzulehnen.

5.5 Reflexion der Beratung

Nach Ende der Kollegialen Fallberatung empfiehlt es sich, den Prozess im Anschluss gemeinsam zu reflektieren. Das Ziel ist die Analyse der Zusammenarbeit in der Gruppe und des Beratungsablaufs, um langfristige Lerneffekte zu gewährleisten. Häufig schätzen die Berater ihren eigenen Beitrag eher zurückhaltend ein. Die Fallgeber hingegen bewerten das Ergebnis eher positiv, weil sie bereits die Schilderung ihres Falles und das Formulieren der Schlüsselfrage als nutzbringend erleben. Die Berater stehen vor der Gefahr, zu hohe oder unrealistische Ansprüche an ihre Lösungsvorschläge zu stellen. Letztlich sind es aber die Fallgeber, die die notwendigen Schritte zur Umsetzung der Vorschläge und Tipps in die Praxis einleiten und geben müssen.

Zum Schluss der gemeinsamen Reflexion können Folgetermine besprochen und evtl. bereits vereinbart werden. Es ist auch möglich, mehrere – bis zu drei – Kollegiale Beratungen innerhalb einer Gruppe an einem Tag durchzuführen, bei wechselnden Rollen und Fallbeispielen.

Die gemeinsamen Prozessreflexionen und die Besprechung allgemeiner, übergeordneter Themen können den Ablauf auflockern und abrunden. Bei komplexen und langfristig angelegten Fragestellungen sind regelmäßige Treffen der Gruppe optimal. Nach Abstand von einigen Wochen kann ein Fallgeber seine Situation wiederholt durch eine Kollegiale Beratung reflektieren. Eingangsfragen könnten dann sein:

- Was war damals meine Situation?
- Was habt ihr mir damals gesagt, geraten?
- Was war mein Schlüsselthema? Was war mein Entwicklungsziel?
- Was waren meine Maßnahmen? Was habe ich tatsächlich umgesetzt?
- Was ist passiert bzw. wie hat sich die Situation verändert?
- Was davon führe ich direkt auf meine Maßnahmen zurück?
- Wie sehe ich die geschilderte Situation heute?

Fazit **Phasen klar abgrenzen!**

Eine klare Trennung der einzelnen Phasen trägt zum Gelingen der Kollegialen Fallberatung bei. Insbesondere bei den Verständnisfragen der Berater ist es wichtig, dass noch keine Lösungsmöglichkeiten geäußert werden.

5.6 Transferaufgaben

- Üben Sie, Schlüsselfragen zu formulieren.
  - Die Frage muss so gestellt werden, dass keine Ja- und Nein-Antworten möglich sind und sie darf auch keine Hypothese enthalten. Die Frage muss konkret an die Situation gebunden sein und sollte keine verallgemeinernden Elemente enthalten (dazu zählt auch die Formulierung als Ich-Aussage, und nicht »man« oder »jemand«).
- Verfassen Sie ein Handout für das Ablaufschema einer Kollegialen Fallberatung und stellen Sie es allen an der Kollegialen Fallberatung beteiligten Personen zur Verfügung.
- Besprechen Sie das Ablaufschema im Vorfeld einer Kollegialen Fallberatung mit den beteiligten Personen.

6 Methodenrepertoire

Zwischen welchen Beratungsmethoden kann ich als Fallgeber wählen?

Info

Ziele des Kapitels:

- Sie können zur Ideenfindung die Kreativmethode »Ein-Minuten-Brainwriting« anwenden.
- Sie können verschiedene Methoden, die zur Kollegialen Fallberatung eingesetzt werden können, nach Art und Zielsetzung unterscheiden.
- Sie können den Nutzen der verschiedenen Methoden benennen.
- Sie können zwischen einfachen und komplexeren Methoden unterscheiden.

Der Fallgeber wählt für den Beratungsprozess mit Unterstützung durch den Moderator eine Beratungsmethode aus. Je nach Fall, Wunsch des Fallgebers und formulierter Schlüsselfrage sollte die geeignete Methode aus dem Repertoire ausgesucht werden. Zudem kann der Wechsel der Methoden die sich wiederholenden Beratungsrunden interessant halten und manchmal sogar unterhaltsam unterstützen.

Warum könnte es sinnvoll sein, dass während der Beratung verschiedene Methoden genutzt werden?

6.1 Ein-Minuten-Brainwriting

Eine grundsätzliche Methode zur Ideenfindung ist das »Ein-Minuten-Brainwriting«. Das Brainwriting ist eine Form des Brainstormings. Vorab ein paar grundlegende Regeln zum Brainstorming:

- Alle Ideen sind erlaubt.
- Keine Kritik an anderen Beiträgen, Ideen, Lösungsvorschlägen (kreative Ansätze können sich auch aus zunächst völlig unsinnigen Vorschlägen entwickeln).
- Keine Wertung oder Beurteilung der Ideen.
- Jeder soll seine Gedanken frei äußern können.
- Je kühner und fantasievoller, desto besser. Dadurch wird das Lösungsspektrum vergrößert.

Als brauchbarer Einstieg in ein Thema und um das Feld der Lösungsansätze abzustecken, eignet sich die Methode des Ein-Minuten-Brainwritings. Das Ein-Minuten-Brainwirting basiert auf der Methode des »Ein-Minuten-Stormings« von Carmen Thomas[22]. Die Ideen werden nicht nur in der Beratungsrunde genannt, sondern jeder Berater schreibt seine individuellen Ideen zunächst auf und nennt sie dann.

---

22 Thomas C (2000): Erfolgreich Ideen finden mit Vistem: Profi-Kopfrezepte; das geniale System mit den Pit-Haftzetteln. Midena.

6.1.1 Vorgehen

Jeder Berater stormt eine Minute zu der Schlüsselfrage und schreibt seine Ideen vertikal auf einen Zettel, auf dem in einer, nach oben geöffneten Wolke, als Überschrift die Schlüsselfrage steht. Wer keine Idee hat, schreibt: »Eskimo«. Dann kommt der Gedankenfluss wieder in Gang.

Der Moderator stoppt die Zeit (eine Minute). Anschließend nennen alle Berater ihre Ideen. Die drei besten Ideen können die Berater umkreisen. Sie geben ihre Listen dem Sekretär.

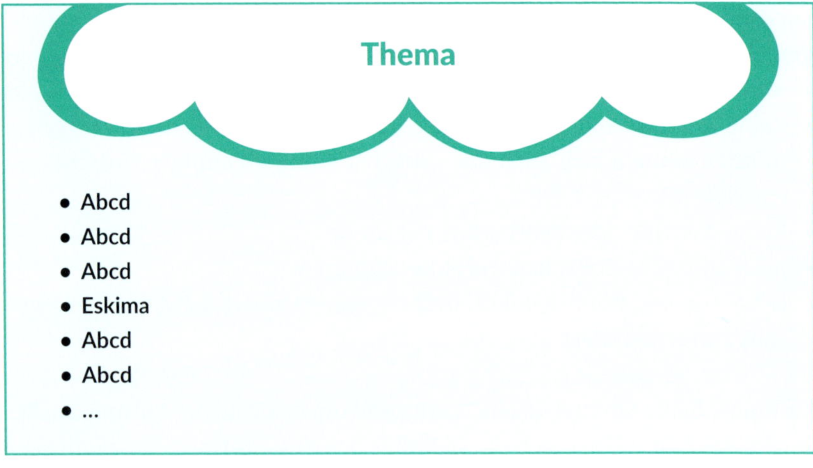

Abb. 10: Ein-Minuten-Brainwriting.

Das Ein-Minuten-Brainwriting kann als Einstieg in die Beratungsrunde praktiziert werden. Es ermöglicht, dass alle Berater erst einmal ihre eigenen Ideen nennen können, bevor durch Nennungen ggf. eine Lenkung oder Beeinflussung der Ideen erfolgt. Die Methode kann vielfältig eingesetzt werden und ist die Kreativmethode schlechthin.

6.2 Basis-Methoden

Die Berater sollten während der Beratungsrunde methodisch geplant vorgehen. Sie können nach bestimmten Methoden ihre Beratung strukturieren (▶ Tab. 2). Der Fallgeber wählt eine Methode aus. Es ist ratsam, dass sich alle Teilnehmenden der Kollegialen Fallberatung im Vorfeld mit allen Beratungsmethoden vertraut machen. Hierzu sollte eine Einführungsveranstaltung geplant und durchgeführt werden.
Die grundlegenden Beratungsmethoden werden in Tabelle 2 mit Vorgehen, Nutzen, potenzieller Wirkung und Mehrwert dargestellt.

Tab. 2: Grundlegende Methoden zur Kollegialen Fallberatung*

Methode	Vorgehen	Wirkung, Nutzen, Mehrwert
Ein-Minuten-Brainwriting	Eine Minute schreibt jeder Berater nach Methode des Brainstormings für sich seine Ideen auf einen Zettel. Erst dann werden die Ideen genannt, ggf. geclustert und weiterbearbeitet.	Sammeln von ungefilterten Ideen aller Beratenden. Kreativitätsfördernd.
Brainstorming	Brainstorming, Ideen sammeln. Merkmale: Jede Idee ist erlaubt. Andere Ideen können aufgegriffen und weiterentwickelt werden. Keine Kritik oder Killerphrasen. Quantität vor Qualität.	Viele Ideen werden zusammengetragen.
Schlüsselfrage (er-)finden	Schlüsselfrage für den Fallgeber finden. Strukturierend und die Perspektive verändernd. Was könnte die Schlüsselfrage des Fallgebers sein? Die Berater können Fragen vorschlagen, die die fallgebende Person jeweils mit »kalt«, »neutral« oder »warm« kommentiert.	Eine konkrete Schlüsselfrage wird erarbeitet. Der Fallgeber wird unterstützt. Wirkt strukturgebend. Häufig findet hierbei schon eine erste Analyse der Gedanken und Problemfokussierung des Fallgebers statt.

Methode	Vorgehen	Wirkung, Nutzen, Mehrwert
Ein erster kleiner Schritt	Den Anfang für einen Lösungsweg finden. Die Methode eignet sich dann, wenn der fallgebenden Person das Ziel eigentlich klar ist, nicht aber der mögliche Weg und den ersten Schritt dorthin. Was könnte der nächste oder der erste Schritt für den Fallgeber sein?	Ein erster Lösungsweg wird gefunden und ein mögliches Vorgehen wird erarbeitet. Wirkt lösungsorientiert und strukturierend. Die Beratung kommt in Gang.
Kurze Kommentare	Stellungsnahmen zum Geschehen abgeben. Anteil nehmend und lösungsorientiert. Was ist mir an dem Inhalt oder der Art der Fallschilderung aufgefallen?	Inhalte werden polarisiert, strukturiert und die Grundlage für eine vertiefende Beratung erfolgt.
Erfolgsmeldung	Faktoren beschreiben, die zum Erfolg geführt haben. Klären: Wie hat die der Fallgeber seinen Erfolg wohl erreicht?	Es erfolgt eine positive Fokussierung auf den Fallgeber. Wirkt lösungsorientiert.
Kopfstand-Brainstorming	Die Schlüsselfrage wird in ihr inhaltliches Gegenteil verkehrt. Ideen, wie der Fallgeber genau das Gegenteil dessen erreichen könnte, was er eigentlich beabsichtigt. Auf Wunsch werden die Ideen wieder umformuliert. Wie könnte der Fallgeber die Situation verschlimmern?	Paradoxe Nennungen verkehren die Situation und löst Denkblockaden. Die potenzielle, extreme Verschlimmerung der Situation relativiert das Denken und macht den Kopf frei für neue Ideen.
Gute Ratschläge	Die Methode ist dann denkbar, wenn das Problem konkret und gut umschrieben ist und die fallgebende Person nur einige konkrete Tipps erhalten möchte.	Empfehlungen für den weiteren Lösungsweg werden zusammentragen. Welche Ratschläge habe ich für den Fallgeber?

Methode	Vorgehen	Wirkung, Nutzen, Mehrwert
	Empfehlungen für den weiteren Lösungsweg werden zusammengetragen. Ernstgemeinte als auch wilde Ratschläge sind erlaubt. Formulierungen wie: »Ich gebe dir den Ratschlag, dass...«, »Ich empfehle Dir....«	
Umdeuten	Das Verhalten der am Problem beteiligten Personen positiv deuten.	Wie könnte die Situation positiv verstanden werden? Perspektivenwechsel.
Zwei wichtige Informationen	Die Berater benennen mit Blick auf die Schlüsselfrage die für sie wichtigsten zwei Informationen aus der Spontanerzählung. Die Information der Fallschilderung neu gewichten. Was sind für mich die beiden wichtigsten Informationen?	Polarisieren des Gesprochenen des Fallgebers. Wirkt strukturierend und klärend. Ggf. Perspektivenwechsel.
Die zweite Seite der Medaille	Stärken und Erfolge des Fallgebers hervorheben.	Welche Fähigkeiten des Fallgebers werden deutlich?
Fokus auf Vergessenes	Mögliche bisher nicht bedachte Parameter werden genannt Vergessenes wird in den Vordergrund geholt.	Was hat der Fallgeber bisher nicht bedacht?
Inneres Team	Die Berater benennen Mitglieder des inneren Teams, die sie aus der Erzählung mit Bezug auf die Schlüsselfrage vermuten. Ziel ist, die unterschiedlichen inneren Positionen des Fallgebers transparent zu machen. Der Ansatz kann beispielsweise dann gewählt werden, wenn sich die fallgebende Person nicht zwischen mehreren Zielen, Prioritäten oder Handlungsalternativen entscheiden kann.	Perspektivenwechsel. Kennenlernen des Inneren Teams des Fallgebers. Das Verhalten Anderer verstehen lernen.

Methode	Vorgehen	Wirkung, Nutzen, Mehrwert
	Sie können dann Aussagen aus diesen Rollen heraus machen und diskutieren. Die fallgebende Person kann dann überlegen, ob das Ausgesprochene zutrifft. Schilderung durch weitere vermutete Positionen kann ergänzt werden.	
Identifikation	Die Berater identifizieren sich mit den am Fall beteiligten Personen. Das Verhalten dieser Personen wird aus ihrer Sicht begründet.	Perspektivenwechsel. Verständnis entwickeln. Zusammenhänge und Reaktionen analysieren und verstehen. Was denken wohl die übrigen Beteiligten?

* In Anlehnung an Tietze KO (2008): Kollegiale Beratung – Problemlösungen gemeinsam entwickeln (3. Auflage). Rowohlt, Reinbek

6.3 Methoden für Fortgeschrittene

Für Fortgeschrittene, die die Kollegiale Beratung mehrmals oder regelmäßig praktizieren, eignen sich methodische Varianten und weitere Methoden. Ist der Fall besonders komplex oder emotional schwierig, können Elemente aus der Supervision oder z. B. der systemischen Beratung hilfreich sein.

In jedem Fall beginnt die Kollegiale Beratung zunächst mit der Fallschilderung und dem Beratungsanliegen. Statt der Beratungsphase können »Rollenspiel« oder ein »Actstorming« dem Fallgeber konkrete Hilfestellung zur Lösung des Falls geben. Voraussetzung für die Anwendung solcher Methoden ist auch hier, dass der Moderator, die Berater und der Fallgeber sie beherrschen oder zumindest kennen.

Die folgenden Methoden (▶ Tab. 3) werden nur zur Anregung aufgeführt und nicht detailliert beschrieben.

Tab. 3: Methoden für erfahrene Teilnehmende in Kollegialen Fallberatungen

Methode	Vorgehen	Wirkung, Nutzen, Mehrwert
Kreuzverhör	Die Methode eignet sich, wenn der Fallgeber bereits einen Plan zur Lösung eines Problems hat, der auf Schwachstellen hin untersucht werden soll. Zum Fall werden kritische Fragen gestellt, auf die der Fallgeber wie ein Angeklagter schweigen oder mit knappen Sätzen antworten kann.	Ziel: Schwachstellen im Konzept von Fallerzähler finden. Der Fallgeber trainiert für die reale Situation.
Actstorming (Redlich 1994)	Brainstorming, bei dem Verhaltens- oder Formulierungsvorschläge in wörtlicher Rede gegeben werden. Ein kleines Szenario wird dargestellt – im Dialog (ein Stuhl bleibt leer – hier würde der Fallgeber theoretisch sitzen). Vorschläge für Formulierungen. Wie könnte der Fallgeber in der Situation konkret argumentieren?	Das dargestellte Szenario stellt die Situation plastisch dar und wirkt lösungsorientiert. Der Fallgeber kann sich gut in die Situation eindenken. Wirkt wie ein Realszenario.
Organisationsaufstellung Ggf. Rollenspiel	Die Berater stellen die Führungsmannschaft bzw. die im Fall beteiligten Personen der Organisation real im Raum auf. Was denken und fühlen die Beteiligten in der Situation? Rollenspiel, um zukünftige Situation vorzubereiten. Wie könnte der Fallgeber die zukünftige Situation bewältigen? Analog könnte nach der Aufstellung der Personen auch ein Rollenspiel erfolgen.	Perspektiven ändern sich. Wirkt lösungsorientiert und strukturierend. Man lernt, sich mit unterschiedlichen Rollen im Fall zu identifizieren, Verständnis zu entwickeln und Zusammenhänge zu analysieren.

Wenn die Gruppe nur noch wenig Zeit hat oder der Fallgeber nur ein »Feedback« oder eine Idee zur Lösung des Problems sucht, können Basismethoden der Kollegialen Beratung helfen.

Fazit **Die Wahl der Methode ist wichtig**

Der Fallgeber sollte sich im Vorfeld der Beratungsrunde mit den verschiedenen Methoden vertraut machen und dann eine Methode auswählen. Die Berater sollten den Wunsch nach der Beratungsmethode akzeptieren und danach methodisch beraten. Der Fallgeber hat immer das Recht, Ratschläge abzulehnen oder anzunehmen.

6.4 Transferaufgaben

- Üben Sie das Ein-Minuten-Brainwriting für Ihren persönlichen Bereich, z. B. morgens zur Strukturierung Ihres Tagesablaufs.
- Nutzen Sie das Ein-Minuten-Brainwriting im Team, z. B. zur Findung von Ideen und Vorschlägen (Ideen zum Sommerfest, Zusammenstellung eines Buffets, Finden einer pflegerischen Intervention, Optimierung von Arbeitsprozessen).
- Üben Sie die verschiedenen Methoden losgelöst von einer Kollegialen Fallberatung.
- Diskutieren Sie, welche Methode sich zu welcher Schlüsselfrage eignen würde.

Fazit **»Schwarm-Intelligenz«**

Das Ein-Minuten-Brainwriting folgt der Idee: Keiner ist so schlau wie alle. Die Auswahl der gewünschten Methode trifft immer der Fallgeber.

7 Implementierung der Kollegialen Fallberatung

Wie bekommen wir die Kollegiale Fallberatung in unser Team implementiert?

Info

Ziele des Kapitels:

- Sie können die wesentlichen Implementierungsphasen einer Kollegialen Fallberatung in einem Unternehmen oder Team benennen.
- Sie können die Implementierung der Kollegialen Fallberatung konkret planen.
- Sie können anhand von Kompetenzfacetten systematisch selbst einschätzen, wie Ihr aktueller Stand im Kennen und Können der Kollegialen Fallberatung ist.
- Sie können strukturiert ein höheres Kompetenzniveau in der Kollegialen Fallberatung anstreben.

Wenn Sie die Methode der Kollegialen Fallberatung in Ihrem Team oder Unternehmen implementieren möchten, so sollten Sie dies nicht unvorbereitet tun. Die Implementierung der Methode »Kollegiale Fallberatung« und das Methodenrepertoire sollten Sie gezielt planen. Am besten tun Sie dies, bevor konkrete Fälle verhindern, die Methode erst einmal ohne Erfolgsdruck zu erlenen. Hierzu würden sich fiktive Fälle eignen, die von einem Fallgeber eingebracht werden.

Den Start einer Kollegialen Fallberatung in einem Team sollten Sie mit einem theoretischen Input, einem Workshop und einer externen Begleitung planen. Externe Berater erreichen bei neuen Konzepten erfahrungsgemäß schneller die Akzeptanz der Mitarbeitenden in Unternehmen. Wird diese anfängliche Arbeitsphase professionell begleitet, steigt die Chance auf nachhaltigen Erfolg.

Fragen

- Welche Planungsschritte wären in Ihrem Unternehmen bei der Einführung von Kollegialer Beratung notwendig?
- Welche Personen müssten bei dem Vorhaben involviert werden?

Die externen Berater ziehen sich nach und nach aus dem Prozess, sodass mit einem relativ geringen finanziellen und organisatorischen Aufwand die Performanz der Führungskräfte gesteigert werden kann. Das Selbstlernen der Teilnehmer sollte im weiteren Implementierungsprozess durch die Unternehmensleitung unterstützt werden.

So einfach die Methode auch erscheint, so wesentlich ist für einen hohen Wirkungsgrad die effiziente Durchführung. Erst daraus lässt sich eine hohe Effektivität dieser Methode erwarten.

7.1 Kompetenz-Selbsteinschätzung zur Kollegialen Fallberatung

Frage
Wie schätzen Sie Ihre Kompetenz in der Kollegialen Fallberatung selbst ein?

7

Berufliche Handlungskompetenz ist komplex und wird in Stufen erworben. Die Handlungs- bzw. Transferkompetenz setzt sich aus verschiedenen Kompetenzfacetten zusammen:

Fachkompetenz
Fachkompetenz ist die Fähigkeit, fachbezogenes und fächerübergreifendes Wissen zu verknüpfen, zu vertiefen, kritisch zu prüfen sowie in Handlungszusammenhängen anzuwenden. Fachkompetenz ist »Know what«.

Methodenkompetenz
Methodenkompetenz ist die Fähigkeit zur Anwendung von Arbeitstechniken, Verfahrensweisen und Lernstrategien. Methodenkompetenz beinhaltet die Fähigkeit, Informationen zu beschaffen, zu strukturieren und wiederzuverwerten sowie Ergebnisse von Verarbeitungsprozessen richtig zu interpretieren und geeignet zu präsentieren. Methodenkompetenz ist »Know how«.

Persönliche Kompetenz
Persönliche Kompetenz ist die Fähigkeit und die Bereitschaft, selbstorganisiert, zuverlässig und eigeninitiativ zu handeln. Persönliche Kompetenz beinhaltet, sich der eigenen Stärken und Schwächen bewusst zu sein, flexibel auf sich verändernde Bedingungen zu reagieren und sich stets selbst im eigenen Leistungsvermögen zu hinterfragen. Persönliche Kompetenz ist »Know yourself«.

Sozialkompetenz

Sozialkompetenz bezeichnet die Fähigkeit zu Dialog, Konsens und Kritik. Sozialkompetenz beinhaltet im Besonderen Teamfähigkeit: Sie bezeichnet die grundlegende Fähigkeit und Bereitschaft, soziale Beziehungen zu leben und zu gestalten, unterschiedliche Interessenslagen, Zuwendungen oder Spannungen zu erfassen und zu verstehen sowie sich mit Anderen rational und verantwortungsbewusst auseinanderzusetzen. Sozialkompetenz zeigt sich insbesondere im Kundenkontakt und in der Zusammenarbeit mit Kolleginnen, Kollegen und Vorgesetzten. Sozialkompetenz ist »Know the others«.

Transferkompetenz

Transferkompetenz ist die Fähigkeit und Bereitschaft, Gelerntes aktiv in breite Anwendungskontexte zu übertragen und die dort gemachten Erfahrungen beim Lernen aktiv zu nutzen. Feedback ist dabei wichtig! Erfolgreicher Transfer erfolgt systematisch und unter Berücksichtigung der sich schnell wandelnden Anforderungen der Wissens- und Informationsgesellschaft. Transferkompetenz ist »Know how to apply your knowledge«.

Anhand der folgenden Matrix (▶ Tab. 4) können Sie vor, während und nach der Implementierung der Kollegialen Fallberatung die eigene Kompetenz einschätzen. In den Kompetenzfacetten Fach-, Methoden-, Sozial- und Handlungskompetenz können Sie auch in der unteren Ebene die Transferkompetenz bewerten. Die Transferkompetenz beschreibt, ähnlich wie bei der Performanz, die Fähigkeit, Gelerntes tatsächlich real in die Praxis umzusetzen. Es stellt einen Unterschied dar, ob ein Mensch in der Lage ist, Handlungen durchführen zu können (Kompetenz) oder ob er auch gewillt ist, sein Können systematisch in Unternehmen vorzuschlagen, einzubringen, daran teilzunehmen, durchzuführen und zu evaluieren (Performanz).

Bitte setzen Sie ein Kreuz in die selbsteingeschätzte Entwicklungsstufe der Kompetenzfacetten und bei der Transferkompetenz. Vergleichen Sie Ihre Entwicklung im Laufe der durchgeführten Kollegialen Fallberatungen.

Tab. 4: Selbsteinschätzung Kompetenz in der Kollegialen Fallberatung

		Niedrig				Hoch
Fachkompetenz	Wissen, Fachkenntnisse, Kennen, Verstehen, Einordnen					
Methodenkompetenz	Methoden kennen und anwenden, Struktur, Rollen, Methodenbausteine					
	Moderation übernehmen Professionell moderieren, Zu Methoden beraten					
Sozialkompetenz	Kommunikative Kompetenz Empathie, Beratungs-kompetenz, Teamorientierung, Führungskompetenz					
Persönliche Kompetenz	Sich seiner Stärken und Schwächen bewusst sein, reflektieren können, selbstorganisiert, zuverlässig, eigeninitiativ, flexibel handeln					
Transferkompetenz Gelerntes in Anwendung bringen Interventionen im Unternehmen systematisch vorschlagen, daran teilnehmen, durchführen, evaluieren						

Definition **Handlungs- vs. Transferkompetenz**

Handlungskompetenz ist die Fähigkeit und Bereitschaft des Einzelnen, Wissen, Kenntnisse und Fertigkeiten sowie persönliche, soziale und methodische Fähigkeiten zu nutzen und sich durchdacht sowie individuell und sozial verantwortlich zu verhalten. Transferkompetenz ist die Fähigkeit, Gelerntes in Anwendung zu bringen, wie z. B. Interventionen im Unternehmen systematisch vorschlagen, daran teilzunehmen, durchzuführen und zu evaluieren.

7.2 Taxonomiestufen in Lehre und Beruf

Um in Lehre und Beruf vom Einfachen zum Schwierigen, vom Überschaubaren zum Komplexen zu kommen, aber auch in der Reflexion seiner Handlungen, ist ein Blick auf die Einordnung kognitiver Lernziele hilfreich. Die Taxonomie kognitiver Lernziele nach Bloom[23] ermöglicht diese Einordnung anhand verschiedener, aufeinander aufbauender Lernstufen (▶ Abb. 11).

Wissen

Das Wissen ist in der ersten Ordnungsstufe zu finden. Ebenso sind hier auch das Kennen und das Erinnern von konkreten Informationen eines Fachgebiets gemeint. Dazu gehören ebenfalls das Wissen (Kennen/Erinnern) von Methoden, wie mit diesen Informationen gearbeitet werden kann sowie das Wissen (Kennen/Erinnern) von gängigen Verallgemeinerungen und Abstraktionen des Fachgebiets.

Typisches Lernziel in der Kollegialen Fallberatung: Kriterien der Kollegialen Fallberatung kennen, beschreiben und deren Voraussetzungen, Rollen, Phasen und Methoden.

---

[23] Bloom B S (2001): Taxonomie von Lernzielen im kognitiven Bereich. Beltz, Weinheim.

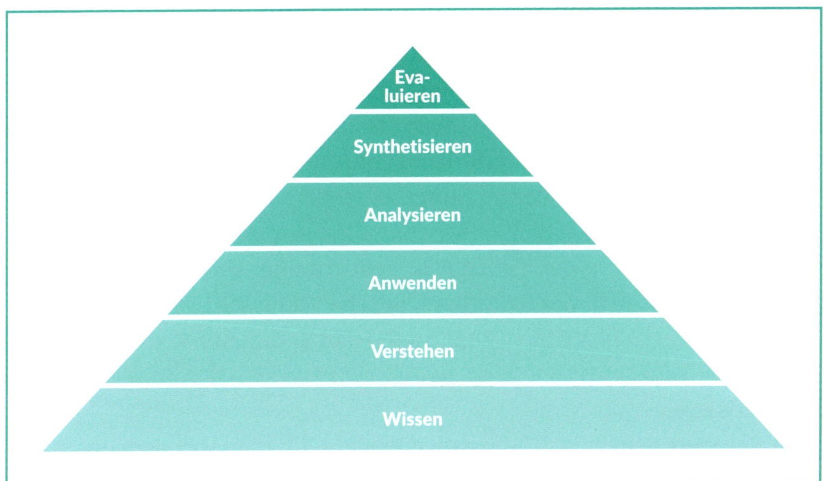

Abb. 11: Taxonomiestufen in Lehre und Beruf (angelehnt an Bloom 2001).

Verstehen
Die zweite Ordnungsstufe betrifft das Verstehen von Zusammenhängen. Es geht um das Verständnis der Bedeutung, die die einzelnen Informationen zueinander haben. Dies ermöglicht es, Informationen in eigenen Sätzen wiederzugeben. Damit ist die Transformation (Interpretation und Voraussagen treffen) gemeint.

Typisches Lernziel in der Kollegialen Fallberatung: Die Bedeutung der Kollegialen Fallberatung und deren Mehrwerte erkennen und beschreiben sowie eine Voraussage über deren Anwendbarkeit treffen.

Anwenden
In der dritten Stufe kann das Wissen auf konkrete Fälle bezogen werden. Es geht darum, in einer konkreten Situation zu erkennen, wie das Verstandene hilfreich zur Lösung dieses konkreten Problems eingesetzt werden kann.

Typisches Lernziel in der Kollegialen Fallberatung: Die Anwendung der Kollegialen Fallberatung auf konkrete, praktische Problemstellungen anwenden und Methoden gezielt auswählen und anwenden können.

Analysieren
In der vierten Stufe geht es darum, Situationen auf deren wesentliche Elemente hin zu untersuchen. Situationen enthalten Elemente, die Beziehungen zwischen diesen Elementen sowie die ordnenden Prinzipien, die in den Situationen wirksam sind. Für die fachliche Analyse sind die Kenntnisse und Fertigkeiten, die in den unteren Stufen erworben wurden, Voraussetzung.

Typisches Lernziel in der Kollegialen Fallberatung: Fehler in der Anwendung (falsche Absicht des Fallgebers, falsche Schlüsselfrage, falsche Beratungsansätze, etc.) erkennen, analysieren und optimieren können.

Synthetisieren
In dieser Stufe geht es um die kreative Neukombination vorhandener Informationen. Typisches Lernziel in der Kollegialen Fallberatung: Die Kollegiale Fallberatung als Methode weiterentwickeln und nach wissenschaftlichen Kriterien optimieren.

Evaluation
In der Stufe der Evaluation fließen jeweils die Kompetenzen der darunter liegenden Stufen ein. Ergänzend geht es in der Stufe der Evaluation darum, reflektierte, d. h. begründete Werturteile treffen zu können.

Typisches Lernziel in der Kollegialen Fallberatung: Die Methode Kollegiale Fallberatung systematisch und nach wissenschaftlichen Kriterien evaluieren.

7.3 Checkliste zur Einführung

Die Einführung der Kollegialen Beratung in Unternehmen und Abteilungen sollte gut strukturiert und transparent vollzogen werde. Dinge[24], die im Vorfeld der Einführung bedacht werden sollten, sind:

- Befürworten und unterstützen die Vorgesetzten bzw. die Leitung grundsätzlich die Einführung der Kollegialen Fallberatung und sind sie über die konkrete Einführung der Kollegialen Beratung informiert?

---

[24] Vgl. https://dg-pflegewissenschaft.de/wp-content/uploads/2017/05/LeitfadenBIS1.pdf

- Welche Kenntnisse und Fähigkeiten zu Grundlagen der Kommunikation sind in der Gruppe vorhanden (aktives Zuhören, Feedback geben, wertschätzende Kommunikation, Meta-Kommunikation etc.)?
- Sind im Arbeitsprozess Zeitressourcen zur Kollegialen Beratung bedacht?
- Existieren innerhalb des Teams Konflikte (gehören eher in eine Supervision)?
- Soll die Kollegiale Beratung mit einer externen Beratung eingeführt werden?
- Besteht in der Gruppe die Bereitschaft, die Leitung der Kollegialen Beratung zu übernehmen (Selbstständigkeit)?
- Findet eine Auftaktveranstaltung zur Einführung statt?
- Finden vorbereitende Qualifizierungen zu den Methoden statt?

7.4 Transferaufgaben

- Wählen Sie aus Ihrer beruflichen Praxis, aus Ihrem Arbeitshandeln einen möglichen Fall, den Sie erlebt haben oder der Ihnen bevorsteht und aus dem sich ein Problem oder eine gewünschte Änderung ergibt.
- Bereiten Sie die Situationsbeschreibung so vor, dass Sie den Fall im Seminar/in einer Besprechung verständlich schildern können. Bitte bringen Sie hierzu ggf. auch Strukturskizzen, Schaubilder o. ä. grafisch vorbereitet sowie Notizen mit.
- Bitte bringen Sie die ausgefüllte »Vorlage Mein Fall« und das folgende Ablaufschema zur Kollegialen Fallberatung in gedruckter Form mit.

Beispiel **Vorlage: Mein Fall**

1. Anliegen/Frage an die Gruppe: Um was geht es?
   Was ist Ziel der Beratung? Mein konkretes Anliegen, mein Fall.
2. Informationen dazu: Situationsbeschreibung, Problemdarstellung
3. Eigene Hypothesen
4. Erste Lösungswege, erste Schritte, eingeleitete Maßnahmen, potenzielle Ressourcen, die ich selbst erkenne

Sie können auch die Kollegiale Beratung mit einem Mentorensystem verbinden. Dann haben Sie einen Fachmann, der die Beratungssitzungen leiten kann, der aber auch zwischen den Treffen bei schwierigen Fragen und rechtlichen Unsicherheiten beraten und unterstützen kann. Ein Fachmentor ist Spezialist auf einem bestimmten Gebiet, gleichzeitig Ansprechpartner für alle Fragen und Probleme, die in diesem Fachgebiet auftreten.

7.5 Checkliste: So führen Sie Kollegiale Fallberatung in Ihrer Einrichtung ein

1. Erarbeiten Sie einen realistischen Implementierungsplan zur Einführung der Kollegialen Fallberatung für Ihr Unternehmen oder Ihre Abteilung.
2. Achten Sie darauf, dass alle Teilnehmer an einer kollektiven Beratung dies freiwillig tun.
3. Versuchen Sie möglichst, eine Gruppe von Menschen zusammenzustellen, die im Alltag nicht unmittelbar zusammenarbeiten.
4. Achten Sie auf eine Gruppengröße zwischen fünf und acht Teilnehmern.
5. Alle Teilnehmer sollten vergleichbare Erfahrungen in Bezug auf ihren beruflichen Hintergrund haben.
6. In der Gruppe sollten keine hierarchischen Unterschiede bestehen.
7. Die Gruppe sollte nicht durch alte Konflikte belastet sein.
8. Planen Sie ausreichend Zeit ein, mindestens 60 Minuten.
9. Erläutern Sie die Regeln und das Vorgehen, übernehmen Sie die Moderation der ersten Sitzungen selbst.
10. Führen Sie als wichtigste Regel ein: Alles, was besprochen wird, bleibt im Raum.
11. Achten Sie darauf, dass die Moderatorenrolle später reihum übernommen wird.
12. Lassen Sie den Fallgeber im Detail den Fall schildern.
13. Lassen Sie die anderen Teilnehmer über Fragen die Situation klären.
14. Achten Sie darauf, dass in dieser Phase keine Deutungen erfolgen oder vorschnelle Lösungen präsentiert werden.
15. Führen Sie ein Brainstorming durch, um Lösungsideen zu sammeln.
16. Halten Sie alle Ideen schriftlich fest.

17. Lassen Sie den Fallgeber die Lösung heraussuchen, die ihm am meisten zusagt.
18. Lassen Sie zum Schluss in einem »Blitzlicht« jeden Teilnehmer dazu Stellung nehmen, was er für sich aus der Fallbesprechung an Erkenntnissen mitnimmt.
19. Versuchen Sie die Phasen sauber zu trennen[25].

Fazit **Unabdingbar: Zeitliche Planung**

Die Kollegiale Fallberatung ist ein wirksames Instrument, alltagstauglich, einfach ein- und durchzuführen. Die Implementierung der Kollegialen Fallberatung scheitert meistens daran, dass die zeitliche Planung keinen Raum im beruflichen Alltag findet.

[25] Vgl. https://dg-pflegewissenschaft.de/wp-content/uploads/2017/05/LeitfadenBIS1.pdf

8 Kollegiale Fallberatung in der Unternehmensführung

Können wir die Kollegiale Fallberatung bei der Weiterentwicklung unseres Unternehmens nutzen?

Info

Ziele des Kapitels:

- Sie können die Einsatzmöglichkeiten und den Nutzen der Kollegialen Fallberatung in der Personalentwicklung und Unternehmensführung benennen.
- Sie können die Kollegiale Fallberatung als Maßnahme zur Fach- und Führungskräfteentwicklung einsetzen.
- Sie können Mehrwerte benennen, wenn Führungskräfte ihre Probleme selbst mit der Kollegialen Fallberatung lösen.

Unternehmen gehören zu den wichtigsten Akteuren, die Kompetenzentwicklung ermöglichen. Mitarbeitende an strategischen Entwicklungen und an Problemlösungen zu beteiligen, ist aus betrieblichen Gründen sinnvoll, zielführend, ressourcenschonend und effektiv.

Beispiel **Wenn Wachstum Probleme macht**

Ein mittelständiges ambulantes Pflegeunternehmen ist während der letzten zwei Jahre stark gewachsen. Damit verbunden sind viele Probleme, die es strategisch und im täglichen Alltag zu lösen gilt.
Es entstehen Fragen, die in Kollegialen Fallberatungsrunden zu klären sind:

- Wie lösen Führungskräfte ihre Probleme?
- Welche Missstände gilt es zu erkennen, zu benennen und zu beseitigen?
- Wie können wir Pflegefachkräfte finden und binden?
- Wie soll sich das Pflegeunternehmen zukünftig weiterentwickeln?
- Soll das Unternehmen seine Angebote diversifizieren?
- Welche Nachfragen kommen von Pflegekunden?
- Wie soll sich das ambulante Pflegeunternehmen im Quartier vernetzen und positionieren?

Um die Vielfalt von Kenntnissen und Kompetenzen, von Ressourcen und Potenzialen in einem Unternehmen effektiv zu nutzen, eignet sich die Methode der Kollegialen Beratung als kreative Lösungsfindung.
Organisationen verstehen sich heute zunehmend als Kompetenznetzwerke aus Erfahrungen und Wissen von Teams und Einzelnen. Der größte Teil dieser professionellen Kompetenz entsteht beim Arbeiten und in der Beziehung zu anderen.

Zunehmend stehen die Mitarbeitenden im Fokus der Betrachtung der Führenden. Organisationen und Führungskräfte sind auch ohne übergeordnete Strategie oder externe Beratung kreativ und schnellsituativ handlungsfähig.

Frage
Welches Führungsverhalten steigert oder hemmt Ihre Kreativität?

8.1 Anforderungen an Führungskräfte und -stile

Wer Führungsaufgaben und Personalverantwortung übernimmt, muss sich Gedanken um strategische Unternehmensentwicklung, um Diversifizierung und die Art der Mitarbeiterführung machen. Führungsstile und Anforderungen an Führungskräfte ändern sich kontinuierlich entsprechend der sich wandelnden Arbeitswelt und den aktuellen und zukünftigen Arbeitsbedingungen. Auch das Selbstverständnis von Mitarbeitenden und Führungskräften unterliegt einem kontinuierlichen Wandel und muss sich an Heraus- und Anforderungen angleichen. Führungskräfte müssen sich gegenseitig fördern und unterstützen.

Info

Kollegiale Fallberatung ist ein ideales Instrument für Führungskräfte, die wenig Zeit haben, jedoch auf Impulse und Unterstützung in diversen Anliegen rund um Führung nicht verzichten wollen.

Mittels dieses Formats der Kollegialen Fallberatung können Organisationen ihre Führungskräfte untereinander vernetzen und dazu beitragen, dass eine Kultur der gegenseitigen Unterstützung und Wissensweitergabe gestärkt wird. Die Unterstützung des kontinuierlichen Selbstlernens der Führungskräfte durch die Kollegiale Fallberatung macht weitgehend unabhängig von externer Beratung. Kollegiale Fallberatung kann flexibel, unbürokratisch und ressourcenschonend eingesetzt werden und hat den Nutzen, einen hohen Praxisbezug zu realisieren.

Die aktuellen Rahmenbedingungen und Problemlagen in Unternehmen können durch die Kollegiale Fallberatung schnell und unternehmensspezifisch aufgearbeitet werden. Kollegiale Fallberatung verspricht eine schnelle Wirksamkeit. Durch diese Methode können punktgenau die Themen identifiziert werden, die Ihre Führungskräfte umtreiben. Die entwickelten Lösungen der Kollegialen Fallberatung sind sofort umsetzbar und tragen somit schnell Früchte. Führungskräfte, die Kollegiale Fallberatung praktizieren, steigern die Transferdynamik in Unternehmen.

Durch den offenen und kollegialen Austausch der Führungskräfte untereinander werden Kontextbedingungen im Unternehmen reflektiert. Durch die rechtzeitige Identifikation von ungünstigen Umfeldbedingungen können dadurch frühzeitig Veränderungen im Unternehmen vorgenommen werden. Mit der Kollegialen Fallberatung kann eine Kultur des Voneinander-Lernens auch in Ihrem Unternehmen geprägt werden.

Mit der Methode der Kollegialen Fallberatung können Sie Ihre Führungskräfte ressourcenschonend in ihrer Professionalisierung unterstützen. Führungskräfte gleicher Ebene lernen, sich untereinander zu aktuellen Themen ihres Alltags zielführend zu beraten. Wenn Sie die Kollegiale Fallberatung professionell in Ihrem Unternehmen auf der Führungsebene etablieren, können Sie damit folgende Ziele unterstützen:

- Neben der fachlichen, inhaltlichen Weiterentwicklung der Führungskräfte, eine Kultur des Voneinander- und Miteinander-Lernens entwickeln.
- Führungskräfte initiieren aktiv Veränderungsprozesse.
- Vorhandene Ressourcen erkennen und nutzen. Eigene Performance weiterentwickeln.
- Chance zur Entwicklung von betriebseigenen USP.
- Zielgerichteter Austausch und Wertschöpfung von vorhandenem Wissen in Ihrem Unternehmen.
- Erhöhen der Selbstwirksamkeits- und Sozialkompetenz Ihrer Führungskräfte, d. h. Sie als Führungskraft können künftig professionell kompetente Beratungen selbst übernehmen, ohne externe Berater.

Fragen

- Könnten Sie die Kollegiale Fallberatung nutzen, um Ihre Unternehmenskultur und Kundenpflege zu optimieren?
- Welche Kundenerwartungen werden an Ihre Führungskräfte gerichtet?
- Wie sollten sich Mitarbeitende und Führungskräfte in Ihrem Unternehmen weiterentwickeln, damit Ihr Unternehmen den Herausforderungen der Zukunft Stand halten kann?

Ständige und zunehmende Veränderungsprozesse bewirken, dass es einen Bedarf nach neueren, innovativen Führungskräfteentwicklungsmethoden gibt. Hierzu hat sich bereits die Kollegiale Fallberatung in vielen Bereichen der Wirtschaft als wirkungsvolle Methode etabliert.

8.2 Personal-, Führungskräfte- und Unternehmensentwicklung

Idealerweise ergänzt die Kollegiale Beratung all die anderen Instrumente der Personalentwicklung – und ist neben Trainings und Workshops oder Einzelcoachings ein Bestandteil im Portfolio zur Stärkung und Entwicklung von Führungskompetenz.

Die Mitarbeitenden in Unternehmen stellen das wesentliche Kapital und die Ressource zur betrieblichen Weiterentwicklung. Bei jeder Idee, die von außen kommt und Veränderung bewirken soll, verlieren sich häufig positive Veränderungen wieder. Die Transferdynamik nimmt ab. Entstehen die Ideen jedoch aus den Mitarbeitenden und Führungskräften heraus, ist die Chance höher, dass die Ideen in den betrieblichen Alltag transferiert werden. Die Chance zur Weiterentwicklung, Innovation und Transferdynamik ist ungleich höher, wenn intrinsisch motivierte Mitarbeitende agieren.

Wenn Sie als Personalentwickler bereits Führungskräfteworkshops anbieten, verankern Sie Kollegiale Beratung darin. Damit erweitern Sie zum einen mit jedem Führungskräfteworkshop potenziell den Pool an kollegialen Beratern in Ihrer Organisation und zum anderen erhöhen Sie die Kreativität und Diversifizierungsleistung. Auch Mitarbeitende sollten die Möglichkeit bekommen, sich selbst mit einzubringen, damit sie ein Teil des Ganzen werden. Das Problem vieler Mitarbeitenden, die an Demotivation leiden, ist, dass sie sich austauschbar fühlen und somit keine persönliche Bindung zu ihrem Beruf aufbauen können. Ein guter Vorgesetzter hat immer ein offenes Ohr für Fragen, beweist sowohl Autorität als auch Verständnis und leitet den Mitarbeiter dazu an sich weiterzuentwickeln. Zufriedene Mitarbeiter sorgen für mehr Effizienz als ängstliche.

Beispiel **Schlüsselfragen von Führungskräften in Unternehmen**

»Einer meiner Mitarbeiter lässt in letzter Zeit deutlich in seiner Leistung nach. Wie kann ich mit ihm darüber ins Gespräch kommen?«
»Ich stehe als Projektleiter am Anfang eines neuen Projektes. Wie kann ich den Auftakt so gestalten, dass sich alle wirklich engagieren?«
»Ich habe einen neuen Mitarbeiter bekommen. Er tut sich schwer, sich ins Team zu integrieren und steht abseits. Was kann ich tun, damit er vom Team akzeptiert wird?«

8

Pflegeunternehmen unterliegen ständigen Veränderungen und Herausforderungen. Politische Vorgaben, Arbeitsmarktbedingungen und ständig zunehmende Pflegebedarfe und -bedürfnisse wirken sich auf Mitarbeitende aus und stellen Unternehmen vor große Herausforderungen.

Fragen

- Würde sich Kollegiale Fallberatung zur Führungskräfteentwicklung in Ihrem Unternehmen eignen?
- Von welchen Faktoren wäre dies abhängig?

Mitarbeitende sind, wie bereits erwähnt, die entscheidenden Ressourcen und Treiber in Unternehmen. Mitarbeitende stellen die entscheidende Stellgröße in Unternehmen dar. Bei Umstrukturierungen, strategischen Positionierungen und Diversifizierungen können das Wissen und Können und die kreativen Ideen der Mitarbeitenden genutzt werden. Die Frage ist: Gibt die Struktur und Kultur des Unternehmens prinzipiell die Möglichkeit, das Problem zu lösen?

Mit Hilfe der Kollegialen Beratung kann die Professionalisierung von Führungskräften auf allen Systemebenen unterstützt werden[26].

Kollegiale Fallberatung zur Unternehmensentwicklung kann

- Führungskräfte befähigen, ihr vorhandenes Wissen qualifiziert und zielgerichtet untereinander auszutauschen,
- neue Denk- und Verhaltensmöglichkeiten bewirken, in Bezug auf die Organisation und Diversifikation,
- die Fähigkeiten von Führungskräften unterstützen, das Gelernte auf Gesprächssituationen mit ihren eigenen Mitarbeitern zu übertragen, um später selbstständig kompetente Beratungen durchführen zu können,
- wichtige Themen für Unternehmen fokussieren und bearbeiten.

8.2.1 Beispiele Kollegiale Fallberatung für Führungskräfte und Personalentwicklung

Setting: Ambulante Tagespflege

Die Mitarbeitenden der ambulanten Tagespflege Rosengarten beklagen sich zunehmend darüber, dass ihre Tagesgäste gebracht und nach Hause gefahren werden, ohne dass wesentliche Informationen und Kontakte zu Angehörigen bekannt sind. Das Leitungsteam der Tagespflege stellt in ihrer Stärken/Schwächen und Chancen/Risiko Erhebung (SWOT-Analyse) fest, dass diese Situation klare Schwächen und auch Risiken für die pflegerische

[26] Vgl. Lippmann E (2004): Intervision: Kollegiales Coaching professionell gestalten. Springer, Berlin.

Versorgung ihrer Tagesgäste darstellt. Dies möchten sie mit der Methode Kollegiale Fallberatung angehen.

Aus dem Team der ambulanten Tagespflege bildet sich ein Beratungsteam zum Thema: Wie können wir die Angehörigen unserer Tagespflegegäste besser in unsere professionelle Arbeit integrieren und wie erhalten wir mehr pflegerelevante Informationen zu unseren Tagesgästen?

Setting: Krankenhaus

Der Anteil von Menschen mit Demenz und Delir in Hochaltrigkeit nimmt auch im Krankenhaus enorm zu. Die Pflegeteams, die in den Stationen arbeiten, beschweren sich zunehmend bei der Betriebsleitung wegen Überforderung und Unterbesetzung. Vor allem nehmen die betreuerischen Aspekte im Pflegealltag enorm zu, sodass die Pflegenden den medizinischen Aufgaben nicht nachkommen können. Die Betriebsleitung überlegt: »Keiner kennt die genauen Herausforderungen und nötigen Schritte zur Lösung so gut, wie die Pflegenden in den Teams selbst.«

Die Betriebsleitung ermöglicht für freiwillige Mitarbeitende aus den Teams eine Kollegiale Fallberatung. Behandelt wird die Frage: »Mit welchen Lösungen kann die personale Überforderung der Pflegenden, die sich durch die Klientengruppe ›alte Menschen mit Demenz oder Delir‹ ergibt, begegnet werden?«

8.3 Transferaufgaben

- Wählen Sie drei Beispiele, bei der Sie die Kollegiale Fallberatung als Maßnahme zur Fach- und Führungskräfteentwicklung einsetzen können.
- Erarbeiten Sie eine Strategie und ein Konzept, bei der Sie die Kollegiale Fallberatung zur Personalentwicklung einsetzen.
- Recherchieren Sie im Forschungsfeld der Organisationspsychologie nach den Mehrwerten der Kollegialen Beratung.
- Überlegen Sie, ob Sie Kollegiale Fallberatung bewusst als gesundheitsfördernde Maßnahme einsetzen.

- Nutzen Sie den Einsatz der Kollegialen Fallberatung zur Entwicklung des Diversity-Managements in Ihrem Unternehmen.
- Planen Sie Ihre Unternehmensentwicklung strategisch und nutzen Sie hierzu die Kollegiale Fallberatung.
- Fragen Sie sich: Würde sich Kollegiale Fallberatung in Ihrem Unternehmen eignen für Themen wie: Belegungsmanagement, regionale Bedarfsplanung, Fachkräfte finden und binden, Reorganisation, Dienstplangestaltung, Tourenplanung etc.?

Info

Die Kollegiale Fallberatung findet zunehmend Raum in der modernen Unternehmensführung, da sich Führungsstile ändern, weg von hierarchischen Modellen hin zur Kultur des Mit- und Voneinander-Lernens.

9 Zusammenfassung und Anwendungsbeispiele

Zusammenfassend lässt sich feststellen, dass sich Kollegiale Fallberatung als Methode zu folgenden Anlässen eignet:

- Personenorientierte Beratung,
- Reflexion beruflichen Handelns,
- Perspektivenerweiterung,
- Entwicklung einer selbstgesteuerten Lernkultur und eines organisationalen Lernens,
- Personal- und Führungskräfteentwicklung,
- Strategische Entwicklung in Unternehmen.

Im Folgenden finden Sie Beispiele und Situationen, bei denen die Kollegiale Fallberatung zur Anwendung kam oder kommen kann.

9.1 Setting: Stationäre Altenhilfe

Lisa, 32 Jahre alt, arbeitet seit zehn Jahren als Altenpflegerin im stationären Bereich einer Altenpflegeeinrichtung. In den monatlich stattfindenden Kollegialen Fallberatungen bringt Lisa folgenden Fall ein: »Ich befinde mich in einem Dilemma. Zum einen weiß ich, dass ich der Selbstbestimmung und dem Wunsch und Willen meines Bewohners verpflichtet bin. Zum anderen kann ich nicht aus meiner Haut. Bewohner Karl Schultheiß möchte sich seit sechs Tagen nicht mehr von mir waschen lassen. Dabei ist er auch noch inkontinent. Ich weiß mir keinen Rat mehr. Bisher konnte ich alle Bewohner in vergleichbaren Situationen überreden. Wie soll ich mich verhalten?«

Bei diesem Fall müsste zu Beginn der Beratungssitzung entschieden werden, ob sich die Situation eher für die Kollegiale Fallberatung oder für eine Klienten-Fallbesprechung eignet. Je nachdem, ob es im Schwerpunkt um das Verhalten der Pflegerin geht oder um den Klienten und die abgestimmte Intervention, sollte die Methode ausgewählt werden.

Die Kollegiale Fallberatung würde sich eignen, wenn die Pflegerin ihr persönliches Verhalten, ihre Pflegeintention hinterfragen lassen möchte. Die Beratenden könnten Lisa zur Reflektion ihres Handelns verhelfen, sie fachlich beraten und die Intention ihres zukünftigen pflegerischen Handelns planen lassen.

9.2 Setting: Ambulante Langzeitpflege

Maike, 38 Jahre alt, arbeitet als Gesundheits- und Krankenpflegerin in einem ambulanten Pflegedienst. Eigentlich fühlt sie sich den Herausforderungen der täglichen Pflege gewachsen, aber zunehmend beschleicht sie das Gefühl der Routine. Ihr macht die Arbeit nicht mehr so viel Freude wie noch vor einem Jahr. Häufig fühlt sie sich durch die Pflegeklienten und auch die Angehörigen genervt und gegängelt. Nachfragen von Klienten und marginale Dinge, die sie früher nicht als störend empfunden hat, nerven und stressen sie heute.

In der Kollegialen Fallberatung richtet Maike folgende Fragen an die Beratungsrunde:

- »Was kann ich dagegen tun, dass ich mich ständig von den Klienten und Angehörigen genervt fühle?«
- »Wie kann ich erreichen, dass ich wieder mit Freude zur Arbeit fahre?«
- »Was muss ich verändern, damit ich in meinen Handlungen den Klienten und Angehörigen gegenüber nicht ungerecht werde?«

Maike befindet sich in einem typischen Dilemma, in dem sich viele beruflich Pflegende in der Phase der Routinebildung befinden: Der Sinn des pflegerischen Handelns droht abhanden zu kommen. Das Arbeitsbündnis zwischen Klient und Pflegenden gerät in Gefahr. Handlungen nur noch mechanisch und unreflektiert auszuführen, stellt bei pflegerischem Handeln eine große Gefahr dar. Die bewusste Abwägung und Intention ihrer Handlung scheint Maike verlorengegangen zu sein. Die wahrgenommene Verhaltenskontrolle je nach Verhalten und Situation bedarf einer Neujustierung.

Die Kollegiale Fallberatung kann hier als kreative und reflektive Lernmethode genutzt werden. Die Beratenden können Maike wieder auf den Weg ihrer ursprünglichen und ggf. richtigen Ausgangsbasis bringen. Sie können ihr die Konsequenzen ihres Handelns vor Augen führen. Kollegiale Beratung kann folgende Chancen auftun: Sie kann Maike ihre eigentliche Einstellung in Erinnerung rufen und ihr dabei helfen, ihre Performanz zu reflektieren, ihr aktuelles Verhalten und ihre Motivation wahrzunehmen und ihre Handlungsintention neu zu überdenken.

9.3 Didaktisch geplante und gesteuerte Fallberatungen

Kollegiale Fallberatung eignet sich als Instrument des organisationalen Lernens. Zum einen kann Beratung erlernt werden und die Beratungskompetenz steigt beim Berater mit jedem besprochenen Fall. Zum anderen kann Kollegiale Fallberatung als didaktisch geplante und gesteuerte Methode des Lernens eingesetzt werden.

9.3.1 Setting: Bachelorstudiengang Pflege

Im zweiten Semester des Studiengangs Pflege führt die Studiengruppe nach theoretischer Einführung ins Thema exemplarisch eine Kollegiale Fallberatung durch. Neun Studierende beraten nach Rollenverteilung und streng eingehaltenen Beratungsphasen das Thema: Suizid und aktive Sterbehilfe. Die Fallgeberin berichtet: »Ich werde in meinem pflegerischen Alltag zur aktiven Unterstützung eines Suizids aufgefordert. Wie kann ich mich verhalten?« Die anderen Studierenden hören beobachtend zu. Die Beratungsrunde beginnt.

Während der nächsten Sitzung bearbeitet eine andere Beratungsgruppe das Thema: Gewaltanwendung im Pflegealltag. Der Fallgeber berichtet: »Während einer pflegerischen Handlung beobachte ich, dass meine Kollegin einem Klienten gegenüber Gewalt ausübt. Wie kann ich mich verhalten?«

Die Studierenden können im Vorfeld die entsprechende Fachexpertise erarbeiten und bringen die externe Evidence in den Beratungsprozess mit ein sowie ihre eigenen beruflichen Erfahrungen und Kompetenzen.

9.3.2 Setting: Pflegeschule

Sieben Kursleitungen der Pflegeausbildungskurse treffen sich regemäßig einmal im Monat zur Kollegialen Fallberatung. Wie selbstverständlich wechseln sie zu jeder Sitzung die Rollen und entscheiden sich zum Ende einer jeden Beratungssitzung schon für das nächste Thema, das eingebracht werden soll. Folgende Themen haben die Lehrenden bereits erfolgreich bearbeitet:

- Umgang mit schwierigem und herausforderndem Verhalten von Auszubildenden,
- Planungsprobleme bei den Praxisphasen der Auszubildenden,
- Kommunikationsprobleme mit Praxisbetrieben,
- Probleme bei der Recherche aktuellen Wissens zu bestimmten Unterrichtsthemen,
- Reflexion von Lehrerverhalten nach Eskalation im Klassenverbund.

Die Kollegiale Fallberatung ist zum festen Bestandteil des Teams der Pflegeschule geworden und hat die Qualität der Lehre und der Zusammenarbeit verbessert. Je nach angekündigtem Thema für die nächste geplante Kollegiale Fallberatung nehmen bei Interesse unterschiedliche Kursleitende teil.

Auch mit den Auszubildenden der Pflege kann und sollte die Kollegiale Fallberatung eingeübt und zur regelhaften Methode werden. Typische Themen, bei denen Auszubildende Fälle einbringen, sind:

- »Während meines letzten Praxiseinsatzes fand keine Anleitung statt. Ich wurde nur als Arbeitskraft eingesetzt. Wie kann ich mich zukünftig in einer vergleichbaren Situation verhalten?«
- »Während der Praxiseinsätze werden mir Aufgaben übertragen, für die ich keine Verantwortung übernehmen kann. Ständig passiert mir das. Wie kann ich mich verhalten?«
- »Ich muss mich auf ein schwieriges Abschlussgespräch mit meiner Praxisanleitung vorbereiten und fühle mich überfordert. Wie soll ich vorgehen? Wie würdet Ihr mich beraten?«

9.4 Unternehmensentwicklung

Wie beschrieben kann Kollegiale Fallberatung auch als Methode in der Unternehmensentwicklung und im Führungskräftetraining eingesetzt werden.

9.4.1 Setting: Wohngruppe für Menschen mit Demenz

Vor zwei Jahren wurde eine Wohngruppe für Menschen mit Demenz eröffnet. Als ursprüngliche Unternehmensstrategie galt unter anderem die Öffnung der WG ins Quartier. Die angestellte Altenpflegerin Simone ist für die Aktivitäten zuständig, die diese Öffnung realisieren sollen, aber bisher waren alle ihre Ideen erfolglos. Weder die WG-Bewohner noch die Nachbarschaft scheinen Interesse aneinander zu haben. Simone ist frustriert und fühlt sich unter Druck. Sie selbst hat keine Ideen mehr. Sie überlegt: »Soll ich meine Erfolglosigkeit den Besitzern der WG schildern? Wahrscheinlich haben sie dies eh schon bemerkt? Was soll ich tun? Am besten wären Ideen, die fruchten.«

Simone bringt ihr Problem in die nächste Kollegiale Fallberatung ein. Im multidisziplinären Team werden Ideen und Lösungen erarbeitet. Das Management wird anschließend durch Simone über die Ergebnisse informiert. Zum einen werden Maßnahmen realisiert, hinter denen Teammitglieder stehen, die im Beratungsprozess aktiv waren. Zum anderen konkretisiert die Unternehmensleitung die Unternehmensstrategie und gibt Simone realistische Ziele vor.

9.4.2 Setting: Führungskräftetraining im Krankenhaus

Stefan ist Mitarbeiter im Führungsstab eines Krankenhausteams. Eigentlich bereitet ihm diese Arbeit Freude. Jedoch, immer wenn er seinen Mitarbeitenden negative Meldungen überbringen muss, fühlte er sich rat- und hilflos. Aktuell soll ein neues Dienstplanprogramm eingeführt werden. Stefan weiß schon jetzt: Das gibt Ärger. Viele Mitarbeitende werden das geänderte Vorgehen und Planen nicht akzeptieren wollen. Stefan bringt sein Problem in die nächste Fallberatungsrunde ein. Die Kollegen im Führungsstab bearbeiten die Schlüsselfrage: »Wie soll ich bei der Implementierung des neuen Dienstplanprogrammes vorgehen? Wie verhalte ich mich meinen Mitarbeitenden gegenüber?«

Zum guten Schluss

Vor dem Hintergrund einer zunehmend angestrengten Personalsituation und zunehmender fachlicher Herausforderungen innerhalb der beruflichen Pflege, stellt die Methode »Kollegiale (Fall-) Beratung« eine hoch zu schätzende Ressource und neue moderne Lernform dar.

Kollegiale Beratung kann positive Veränderungsprozesse im individuellen Denken und Handeln und in Teams bewirken. Das Bewusstsein verantwortungsvoll Pflegeprofessionalität weiterentwickeln zu wollen, kann mit der Methode der Kollegialen Fallberatung geschärft werden. Professionelle Pflegekompetenz entwickelt sich nicht von selbst. Hier hilft nicht nur Wiederholung und standardisierte Erfahrung, sondern reflektierte Übernahme von Verantwortung für das individuelle pflegerische Handeln.

Teams werden stark und wirkungsvoll, wenn sie sich gegenseitig fachlich fördern. Teams bestehen aus Personen und nur Personen führen Pflege aus und können über ihre individuelle Handlungsintention berichten. Nur Personen, nicht Teams, können den wahrgenommenen Mehrwert von Kollegialer Beratung benennen.

Die Scheu, Angst oder die mangelnde Motivation, nicht an Beratungsrunden teilzunehmen, bedarf einer gesonderten Betrachtung und konnte hier im Buch nicht näher beleuchtet werden. Dennoch sollten Führungspersonen genauer hinschauen, wenn es bei Mitarbeitenden daran mangelt, sich freiwillig kollegial beraten lassen zu wollen oder beraten zu wollen. Die Verpflichtung professionelle Pflegekompetenz weiterzuentwickeln, ist jedem professionell pflegendem Mitarbeiter auferlegt.

Wie beschrieben, trägt bei der Kollegialen Fallberatung eine Person ein berufliches Anliegen vor und wird von einer Gruppe von Kollegen in verteilten Rollen beraten. Diese selbstgesteuerte und kooperative Personalentwicklungsmaßnahme stellt eine moderne Lernmethode dar, die den sich wandelnden beruflichen Steuerungs- und Führungsprozessen entspricht.

Info

Auch Führungskräfte werden an dieser Methode gewinnbringend partizipieren. Kollegiale Beratung eignet sich somit auch als strategisch nutzbringende und qualitätssichernde Methode.

Kollegiale Beratung als Lernmethode zu akzeptieren, bedarf der Lust auf Innovation, Veränderung und Verantwortung. Die potenziellen positiven wahrgenommenen Wirkungen des kollegialen und reflektiven Lernens stellen hierbei die wesentliche Ressource dar. Die positiv wahrgenommene individuelle Wirkung der Kollegialen Fallberatung kann zudem als gesundheitsfördernde Maßnahme erlebt und durch Führungskräfte gezielt geplant werden.

Ich wünsche Ihnen:

- kompetente Personen, die Sie beraten möchten,
- Freude bei der Beratung Ihrer Mitarbeitenden, Auszubildenden und Kommilitonen,
- Lust auf eine kollegiale Kultur in Organisationen,
- eine positive Erwartung auf die Selbstwirksamkeit,
- intrinsische Motivation zur Optimierung Ihrer professionellen Pflegekompetenz,
- wunderbare wahrgenommene Wirkungen der Kollegialen Fallberatung.

Und natürlich viel Mut, beste Ergebnisse, Kreativität und positive Nutzenbewertung bei der Kollegialen Fallberatung – Frei nach dem Motto: Keiner ist so schlau wie alle[27]. Scheuen Sie sich nicht, Kollegiale Beratung weiterzuentwickeln und kreativ wahrzunehmen.

[27] Vgl. Thomas 2000

Bitte nicht vergessen!

Pflegerisches Handeln bedarf einer verantwortungsvollen Selbstreflexion und kontinuierlichen, aktiven Kompetenzentwicklung und -optimierung. Ihre individuelle Kompetenzentwicklung und Ihre persönliche Professionalität steuern Sie primär selbst in Eigenverantwortung.

Als professionell Pflegende/r tragen Sie eine individuelle Verantwortung für die pflegerischen Entscheidungen und Interventionen, die Sie ausführen oder Anderen auferlegen.

Wenn Sie nicht im Arbeitsbündnis mit Ihrem einzigartigen Klienten arbeiten – wenn Sie selbst nicht professionelle Pflegekompetenz entwickeln und optimieren– tut es keiner!

Ich freue mich auf Ihre Rückmeldungen!

Literatur

Abt-Zegelin A, Schieron M (2012): Kollegiale Beratung in der Pflege: Von Kollege zu Kollegin. Die Schwester Der Pfleger, 51(01), 22-25.

Arnold P, Schindler W (2018): Kollegiale Beratung online als Brücke zwischen Studium und Praxis der Sozialen Arbeit; in: Arnold, P; Füssenhäuser, C & Griesehop, H (Hrsg.) Profilierung Sozialer Arbeit online. Innovative Studienformate und Qualifizierungswege. Springer VS, Wiesbaden.

Behrens J (2005): Abhören ersetzt nicht Zuhören, Fürsorge nicht Respekt. Soziologie der Pflege als Profession der Unterscheidung von interner und externer Evidence. In: Bollinger H, Gerlach A, Pfadenhauer M (Hrsg): Gesundheitsberufe im Wandel. Soziologische Beobachtungen und Interpretationen, Frankfurt/Main, S. 103-146.

Behrens J (2019): Theorie der Pflege und der Therapie. Grundlagen für Pflege- und Therapieberufe. Hogrefe, Bern.

Behrens J, Langer G (2010): Evidence-based Nursing and Caring. Methoden und Ethik der Pflegepraxis und Versorgungsforschung. 3. Aufl. Huber, Bern.

Benner P (1984): Stufen zur Pflegekompetenz. From Novice to Expert. Huber, Bern, Göttingen, Toronto. Amerikan. Erstauflage.

Bloom B S (2001): Taxonomie von Lernzielen im kognitiven Bereich. Beltz, Weinheim.

Bourdieu P (1997): Der Tote packt den Lebenden. Schriften zu Kultur und Politik 2. VSA, Hamburg.

Brinkmann RD (2002): Intervision. Ein Trainings- und Methodenbuch für die kollegiale Beratung. I. H. Sauer-Verlag, Heidelberg.

Erpenbeck J (2007): Projekt: Durch Kompetenzprofile für Lernförderer die Altenpflege stärken. Competence Profiles for Learning Supporters in Elderly Care. Kompetenzbedarfe von LernförderInnen in der Altenpflege. FHM, Bielefeld. www.paritaetische-akademie-nrw.de/fileadmin/user_upload/projekte/Positionspapier_ Kompetenzbe-darf_von_Lernfoerderen_in_der_Altenpflege.pdf, 02.11.2018.

Fishbein M, Ajzen I (1975): Belief, Attitude, Intention and Behavior: An Introduction to Theory and Research. Longman Higher Education.

Franz HW, Kopp R. (2003): Kollegiale Fallberatung: state oft the art und organisatorische Praxis. Verlag Edition Humanistische Psychologie, Bergisch-Gladbach.

Freitag C (2007): Kollegiale Beratung und Teamentwicklung. In: Pädagogik. 59. Jg., Heft 9, September 2007, S. 52–55.

Groeben N, Wahl D, Schlee J, Scheele B (1988): Forschungsprogramm Subjektive Theorien. Eine Einführung in die Psychologie des reflexiven Subjekts. Tübingen.

Huse E, Schleider K (2011): Problemfelder und Methoden der Beratung in der Gesundheitspädagogik. VS Verlag für Sozialwissenschaften, Wiesbaden

Koch-Straube U (2008). Beratung in der Pflege. Huber, Bern.

Kocks A, Segmüller T (Hrsg.) (2018): Kollegiale Beratung im Pflegeteam: Implementieren - Durchführen – Qualität sichern. Springer, Heidelberg.

Kocks A, Segmüller T, Zegelin A (2012): Kollegiale Beratung in der Pflege. Ein praktischer Leitfaden zur Einführung und Implementierung. https://dg-pflegewissenschaft.de/wp-content/uploads/2017/05/LeitfadenBIS1.pdf.

Leisen J (2011): Kompetenzorientiert Lehren und Lernen. Fragen und Antworten zu kompetenzorientiertem Unterricht und einem entsprechenden Lehr-Lern-Modell. Unterricht Physik_2011_Nr. 123/124 http://www.josefleisen.de/downloads/kompetenzorientierung/01%20Kompetenzorientiert%20unterrichten%20-%20NiU%202011.pdf.

Lippmann E (2004): Intervision: Kollegiales Coaching professionell gestalten. Springer, Berlin.

Lippmann E (2013): Intervision. Kollegiales Coaching professionell gestalten. Springer, Berlin.

Mannheim K (1980): Strukturen des Denkens. In: Kettler D, Meja V, Stehr N (Hrsg). Suhrkamp, Frankfurt am Main.

Nonaka I, Takeuchi H (1997): Die Organisation des Wissens: Wie japanische Unternehmen eine brachliegende Ressource nutzbar machen. Campus, Frankfurt am Main-New York.

Redlich A (1994): Berufsbezogene Supervision in Gruppen. Band 19 der Materialien aus der Arbeitsgruppe Beratung und Training. Fachbereich Psychologie der Universität Hamburg.

Roddewig M (2014): Kollegiale Beratung in der Gesundheits- und Krankenpflege. Auswirkungen auf das emotionale Befinden von Auszubildenden. Mabuse, Frankfurt am Main.

Roddewig M (2018): Kollegiale Beratung für Gesundheitsberufe. Ein Anleitungsprogramm.- Mabuse, Frankfurt am Main.

Scholz AM (2008): Wissensmanagement in der Altenpflege. Der Umgang mit der Ressource Wissen in Pflegeeinrichtungen – eine explorative Untersuchung. Diplomarbeit Technische Universität Dortmund, Sozialforschungsstelle, Beiträge aus der Forschung, Band 160, S. 1-130.

Spangler G (2012): Kollegiale Beratung. Heilsbronner Modell zur kollegialen Beratung. 2., wesentlich erweiterte Auflage, Mabuse, Nürnberg.

Tietze KO (2003): Kollegiale Beratung. Problemlösungen gemeinsam entwickeln. Rowohlt, Reinbek.

Tietze KO (2008): Kollegiale Beratung – Problemlösungen gemeinsam entwickeln (3. Auflage). Rowohlt, Reinbek.

Tietze KO (2010): Wirkprozesse und personenbezogene Wirkungen von kollegialer Beratung. Theoretische Entwürfe und empirische Forschung. VS Verlag, Wiesbaden.

Thomas C (2000): Erfolgreich Ideen finden mit Vistem: Profi-Kopfrezepte; das geniale System mit den Pit-Haftzetteln. Midena.

Zeiler R (2012): Kollegiale Fallberatung in der Schule: Warum, wann und wie? Verlag an der Ruhr, Mülheim an der Ruhr.

Register

Abschlussrunde 75
Actstorming 88, 89
Ambulante Langzeitpflege 112
Ambulante Pflege 58, 61
Ambulante Tagespflege 108
Analysieren 98
Anwenden 97

Bachelorstudiengang Pflege 113
Balint-Gruppe 18
Berater 68
Beratung 18, 21, 37, 75
– Reflexion 79
Beratungsansatz
– personenorientierter 21
Beratungsformen 18
Beratungsprozess 73
Blitzlichtrunde 73
Brainstorming 85

Castingphase 74
Coaching 18, 20

Ein-Minuten-Brainwriting 83
Eminenz based Nurse 47
Erfahrungsräume
– konjunktive 40
Evaluation 98
Evidence 46, 114
– externe 46
– interne 46
Evidence-based Nurse 47

Fachkompetenz 93
Fall 54
– Vorbereitung 63
Fallberatung 18
– didaktisch planen und steuern 113
Fallbesprechung 20
Fälle 16
Fallgeber 63, 66
Fallvorstellung 74
Feedback-Regeln 79
Führungskräfte 29, 104
Führungskräftetraining im Krankenhaus 116

Gerontopsychiatrie 56
Gute Ratschläge 86

Handeln 41
Handlungsintention 44
Handlungskompetenz
– pflegerische 34, 46
Handlungsproblem 54
Handlungs- und Problemlösungskompetenz 37

Inneres Team 87

Kollegiale Beratung
– Checkliste Einführung 98
– Nebeneffekte 23
Kollegiale Fallberatung 12, 18
– Ablaufstruktur 71
– als Weiterbildung 26
– für Führungskräfte 104
– Grenzen 30
– implementieren 91
– Nutzen 23
– Phasen 72
– Rahmenbedingungen 29
– Rollen 65
– Selbstverständnis 21
– Unternehmensführung 102
– Voraussetzungen 27
– Ziele 25
Kommunikation 27
– achtsame 29
– gewaltfreie 27
Kompetenz 40
Kompetenzentwicklung 34
Kompetenz-Selbsteinschätzung 93
Konfliktlösung 63
Kopfstand-Brainstorming 86
Kopfstandmethode 56
Krankenhaus 62, 109
Kreuzverhör 89

Lernen
– fremdbestimmtes 17
– selbstwirksames 17
Loyalitätskonflikt 64

Methodenkompetenz 93
Methodenrepertoire 82
Moderator 66

Organisationsaufstellung 89

Performanz 39, 52
Persönliche Kompetenz 93
Pflege
– eminenzbasierte 48
– evidencebasierte 48
Pflegeausbildung 37
Pflegeberufegesetz 37
Pflegekompetenz 12, 50
Pflegeschule 57, 114
Prozessbeobachter 69

Reflexion
– berufliche Tätigkeit 16
Reflexionsfähigkeit 25
Rollenspiel 88
Rückmeldung 75

Schlüsselfrage 78
Schwarm-Intelligenz 90
Sekretär 68
Selbstreflexion 16, 43
Sharing 58
Sharingrunde 75
Sozialkompetenz 94
Stationäre Altenhilfe 62, 111
Supervision 18, 20
Synthetisieren 98

Taxonomiestufen 96
Theorien
– subjektive 40
Transferaufgaben 32, 53, 64, 70, 81, 90, 99, 109
Transferkompetenz 94

Umdeuten 87
Unternehmensentwicklung 115

Verhaltenskontrolle 44
– wahrgenommene 44
Verständnisfragen 74
Verstehen 97

Wissen 96
– atheoretisches 40
– explizites 45
– implizites 45
Wissenschaffen 45
Wohngruppe für Menschen mit Demenz 115